"どこを見る？ どう考える？"解説つき

12誘導心電図よみ方マスター

厳選50問に繰り返しチャレンジ！

編著 **栗田 隆志**
近畿大学医学部循環器内科（心臓血管センター）教授

近大式

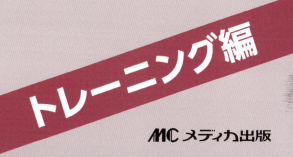

はじめに

　「この心電図なんとなく変だなって思うんだけど，どこからよみ解いたらいいかわかんない」「この心電図なんだかたくさん異常があるみたいで，どの所見が大事なんだろう？」「国家試験対策，どこまでやったらいいの？」

　そんな皆さん方の悩みを解決し，願いをかなえてあげたいと思って作られたのが，お手元の『12誘導心電図よみ方マスター』です．基礎編とトレーニング編の2冊から構成され，このトレーニング編では，ほとんどすべての心電図異常や不整脈を網羅した問題を提示し，"なんか変な心電図"から"正しい診断"に肉迫する方法を解説しています．

　近大医学部では毎週金曜日の朝，「寺子屋心電図」が開かれ，毎回いろんな心電図が判読されています．かれこれ10年近く続いていますが，そのなかで集まった興味深い心電図をひとつの本にまとめて，何か役に立てることができないかとの思いで作られたのが本書です．トレーニング問題にはすべて難易度が示されています．読者の皆さんの習熟度に合わせて，そして国家試験対策にも使ってもらえるよう工夫しました．トレーニング編単独でも完結するよう作られていますが，心電図にはすべて基礎編の参照先が示されており，併せてよんでいただければより効果的に学べます．本シリーズ2冊を，心電図への苦手意識の克服，一歩進んだ解析法の習得，日常診療の手引きとしてご活用いただければ幸いです．

　さあ，私たちと一緒に心電図解読のプロフェッショナルへの旅へと出かけましょう！

2018年3月

近畿大学医学部循環器内科（心臓血管センター）教授
栗田隆志

本書の使い方

- 右ページに問題、その裏に解答ページがあります。
- 3段階に分け難易度の低い問題から示しています。Q1からはじめても、ランダムに取り組んでも構いません。
- 特別編として最後に難問を3題掲載しています。ぜひチャレンジしてみてください。
- 繰り返し問題に取り組むことで、心電図をよむ力がぐっとアップします。

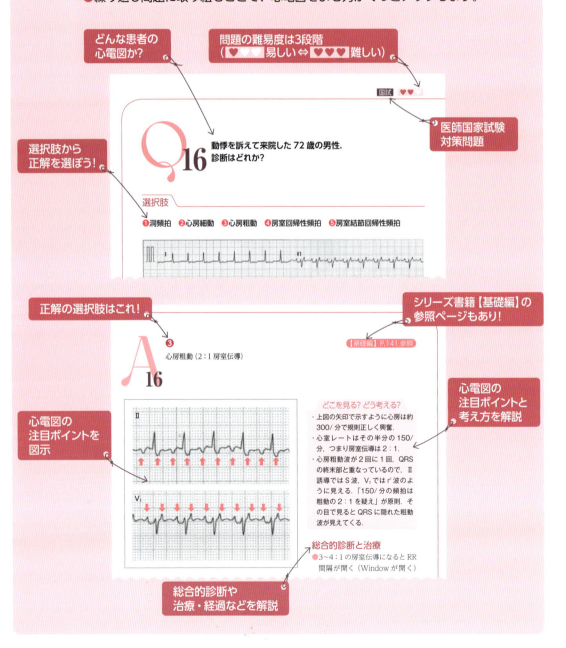

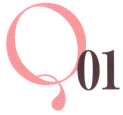 数時間前から続く突然の激しい胸痛を主訴に来院した64歳の男性.
診断はどれか？

選択肢

❶ 肺塞栓症　❷ 急性心膜炎　❸ 肥大型心筋症　❹ 急性心筋梗塞　❺ たこつぼ型心筋症

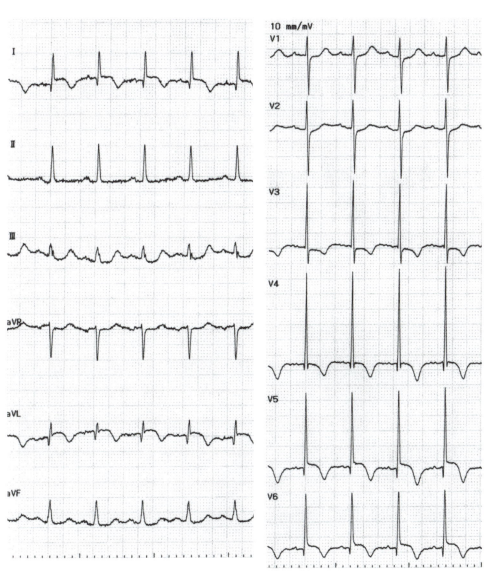

A01 ❹ 急性心筋梗塞

【基礎編】P.67 参照

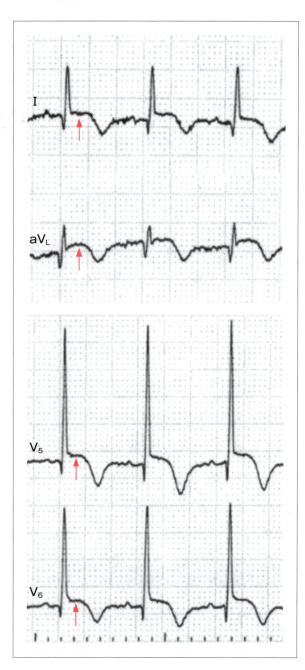

どこを見る? どう考える?

QRS波形
- Ⅰ・aV_Lでは異常Q波が形成されつつあるようである. V_5・V_6のq波は幅が狭く, 振幅は小さいので異常Q波の定義は満たさない.

ST-T変化
- Ⅰ・aV_L・V_5・V_6でSTの上昇を認め, 側壁の急性心筋梗塞と診断される. 側壁心筋梗塞でのⅠ・aV_LのST上昇は軽微なことがあり, 見逃しやすいので注意しよう.

責任血管
● 冠動脈造影では対角枝の閉塞を認め, 緊急で再灌流療法が行われた.

鑑別
● 肺塞栓でもT波の逆転は生じるが, 分布はⅢ・V_1-V_3誘導が中心. 急性心膜炎ではaV_Rを除くすべての誘導でSTの上昇が認められる. 肥大型心筋症ではV_4-V_6で高いR波とストレイン型のST-T変化が認められるが, この場合, 多くはJ点が降下している. たこつぼ型心筋症では下壁誘導, V_2-V_6で深い陰性T波が認められ, 典型的ではない.

Q02

47歳の男性.
失神にて救急搬送.
心電図上最も疑わしい不整脈はどれか？

選択肢

❶発作性上室頻拍　❷心房細動　❸心房粗動　❹心室頻拍　❺心室細動

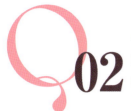

A02 ❹ 心室頻拍

【基礎編】P.155 参照

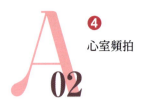

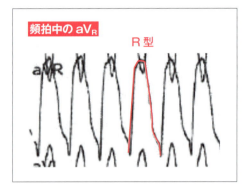
頻拍中の aV_R　R型

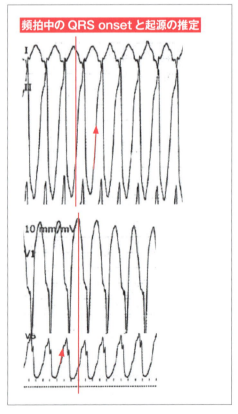
頻拍中の QRS onset と起源の推定

どこを見る? どう考える?

- QRS 幅が広く，RR が規則正しい頻脈．
- 左脚ブロック型であることから，第一に心室頻拍を考える．
- 明らかな房室解離は認められないが，左上図に示すように aV_R の形が R 型であり上室頻拍の変行伝導ではなく，心室頻拍と診断できる．レートが速く，QRS の始まり（Onset）がわかりにくいが，最も急峻に変化するところ（↑）を Onset（赤線）とすると，Ⅰ誘導で下向き，下壁誘導で上向き（下方軸），かつ，左脚ブロックパターンなので，右室流出路または流出路中隔が頻拍起源と推定される．

治療

● 血圧が下がっている場合は電気ショックによる停止を第一に考慮する．

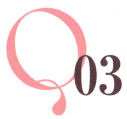

74歳の女性．
呼吸苦を主訴に来院した．
以前から間質性肺炎にて呼吸器内科を受診している．数日前から呼吸苦と下肢の浮腫が顕著になったという．
心電図所見はどれか？

選択肢

❶異常Q波　❷右房拡大　❸右軸偏位　❹WPW症候群　❺異所性心房調律

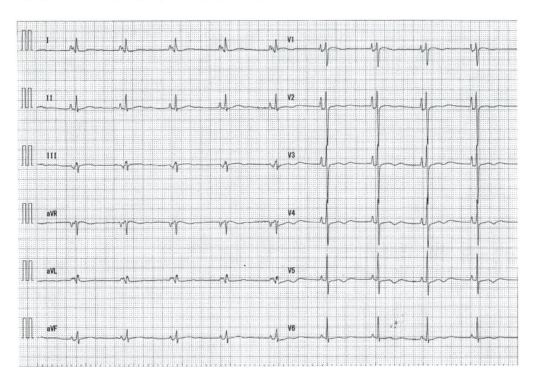

A03

❷ 右房拡大

【基礎編】P.20 参照

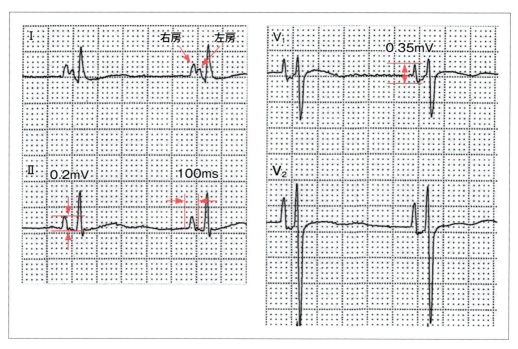

どこを見る？どう考える？

P波
- 右房拡大では下壁誘導や右房に近い $V_1 \cdot V_2$ で高いP波が形成される．左房の伝導時間延長はないので，P波の幅は大きくならない．

総合的診断
- 間質性肺炎による肺高血圧を有する患者．心エコー図では右房の拡大，三尖弁閉鎖不全，右室拡大が認められた．間質性肺炎など慢性の肺疾患が進行すると肺の血管床が破壊され，肺高血圧，右心不全症状（下腿浮腫，肝腫大など）が発生する．
- 心房にはヒス‐プルキンエ系のような刺激伝導系がないため，右房と左房が時間差をもって興奮する．上図のⅠ誘導でそれがよく観察される．
- この症例では胸部誘導でTU波の異常も認める．右室拡大の影響なのかもしれないが，詳細は不明．

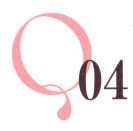

70歳代の男性．
以前より徐脈を指摘されていたが，認知症の治療を開始した頃から眼前暗黒感を自覚するようになり来院した．
心電図所見として正しいのはどれか？

選択肢

❶ 洞徐脈　❷ 洞停止　❸ 心房細動　❹ 発作性房室ブロック
❺ ウェンケバッハ型2度房室ブロック

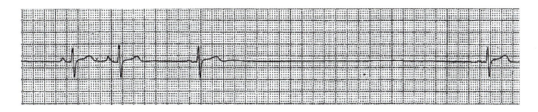

❷ RR 延長前に頻脈性不整脈はなく，延長した RR 間で P 波は 1 つのみ認められる．Rubenstein II 型の洞不全症候群（洞停止）の心電図である．

【基礎編】P.169 参照

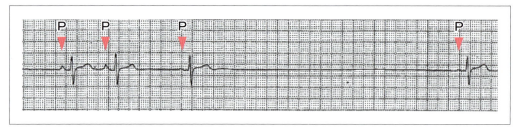

どこを見る？ どう考える？

調律
・基本調律は P 波があり洞調律である．3 拍目と 4 拍目の間で突然 PP（RR）が約 5 秒延長している．徐脈になる前に頻脈性不整脈は認めない．

P 波先行の有無
・著明な PP 間隔の延長をきたした際には，心房よりも下位の部位から（多くは房室結節から）補充調律を生じることもある．そのような場合は，QRS 前に P 波は認められない．本症例の場合は，4 拍目の QRS の前には P 波が認められ，下位からの補充調律よりも先に洞調律が出現したと判断される．

総合的診断

● 洞不全症候群を見たら，原因として β 遮断薬，抗不整脈薬などの薬剤内服歴，腎不全などによる高カリウム血症，甲状腺機能低下などの併存疾患がないかを考える必要がある．

● 最近では，認知症治療薬であるドネペジルなどのアセチルコリンエステラーゼ阻害薬による徐脈の症例が散見される．薬剤誘発性の洞不全症候群のように原因を除去できる場合は，ペースメーカ植込みは回避できる可能性が高い．

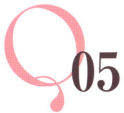

77歳の男性．失神を主訴に来院した．
身体所見ではⅡ音の分裂拡大以外，特に異常を認めない．
心電図所見として誤っているのはどれか？

選択肢

❶ 左軸偏位　❷ 完全右脚ブロック　❸ 1度房室ブロック　❹ WPW症候群

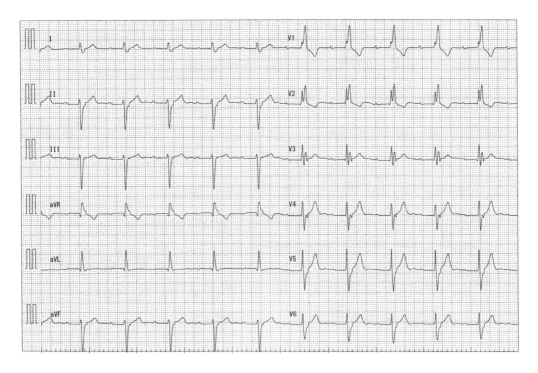

A05 ❹

【基礎編】P.27, 51, 56, 60 参照

1度房室ブロック，左軸偏位，完全右脚ブロックが認められる．これらの3つを合わせて3枝ブロックと診断する．PQ（PR）は延長し，デルタ波もないのでWPW症候群ではない．

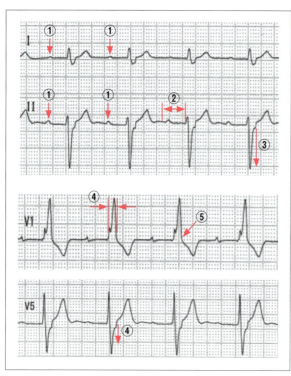

どこを見る？ どう考える？

調律
- QRSの前にはすべてP波があり，P波の形態は正常→洞調律①
- PQが異常に長い．Ⅱ誘導で計測したPQは約300ms→1度房室ブロック②

QRS波形
- Ⅱ誘導で下向きの波形（S波）が深く，異常軸偏位（左軸偏位）がある→左脚前枝ヘミブロック③
- V_1誘導で計測したQRS幅が140msで幅広く，rR'型．V_5で深いS波→完全右脚ブロック④

ST-T波形
- V_1でJ点の低下と下向きのST-T波→右脚ブロックでは右側前胸部誘導で2次的に発生するものなので，虚血などを示す所見ではない．

総合的診断

- 著明な左軸偏位（左脚前枝ヘミブロック）＋完全右脚ブロックの所見から，心室の刺激伝導系は左脚後枝のみに依存していると考えられる．1度の房室ブロックがあるので，唯一残った左脚後枝も含めて，3本の脚すべてに伝導障害が生じていると判断し，これを3枝ブロックという．もちろん，著明な右軸偏位（左室後枝ヘミブロック）＋完全右脚ブロック＋1度房室ブロックの組み合わせでも同様の診断となる．
- この患者はこの後，完全左脚ブロックへ移行し，恒久型ペースメーカが適応された．3枝ブロックに失神を伴う場合は突然死のリスクもあり，注意が必要である．

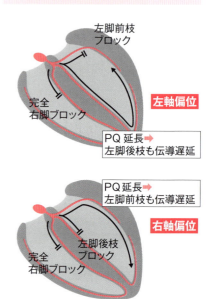

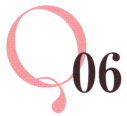 58歳の男性. 動悸にて来院. 診断はどれか?

選択肢

❶ 房室結節回帰性頻拍　❷ 心房細動　❸ 心房粗動　❹ 心室頻拍　❺ 房室回帰性頻拍

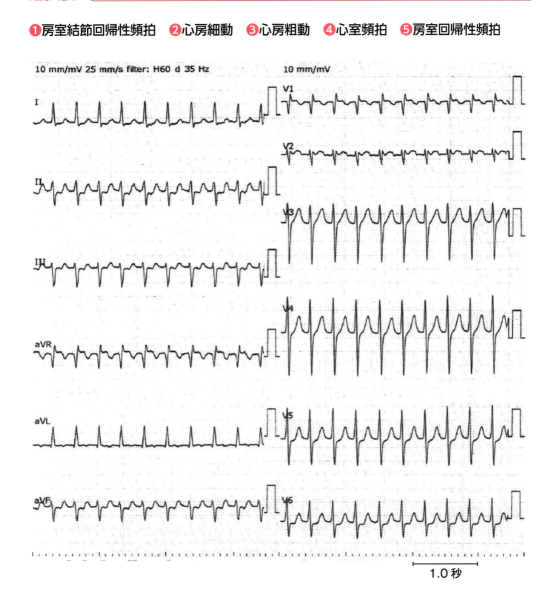

1.0秒

A 06 ❺ 房室回帰性頻拍

【基礎編】P.149 参照

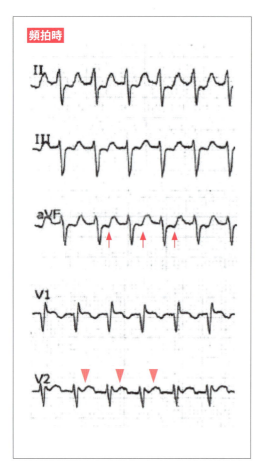

頻拍時

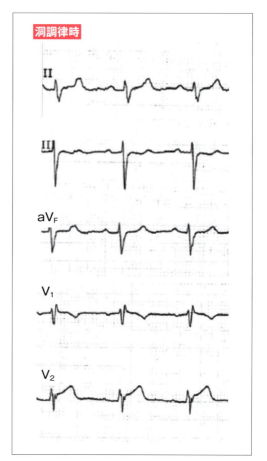

洞調律時

どこを見る? どう考える?

- QRS 幅が狭く，規則正しい頻脈（narrow QRS tachycardia，レート 174/分）であり心室頻拍は考えられない．心房粗動も否定はできないが 2：1 伝導の心房粗動にしては脈拍が少し早く（通常の 2：1 伝導の心房粗動は 140〜160/分程度），粗動波を疑うような波形も見受けられない．心房細動では規則正しい頻拍が持続することはないとなると，発作性上室頻拍の可能性が最も高くなる．
- 次のステップは房室結節回帰性頻拍と房室回帰性頻拍の鑑別になるので，逆伝導の P 波を探す．洞調律と比較するとⅡ・Ⅲ・aV_F 誘導において ST 部分にわずかに陰性成分を認める（↑）．また V_1・V_2 誘導でも T 波の形が洞調律時と比べて異なっており，逆行性 P 波が存在するものと思われる（▼）．逆行性 P 波が QRS の後ろに位置しており，房室回帰性頻拍の可能性が高くなる．

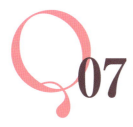

72歳の男性．
近医にて高血圧の薬物療法中．定期外来にて施行した心電図を以下に示す．特に胸部症状などの自覚はなく，心エコー図検査にて局所的な壁運動異常は指摘されなかった．最も考えられる診断はどれか？

選択肢

❶急性心筋梗塞　❷左脚ブロック　❸心室頻拍　❹心室ペーシング　❺ WPW 症候群

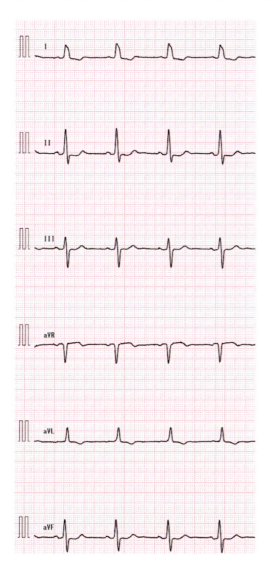
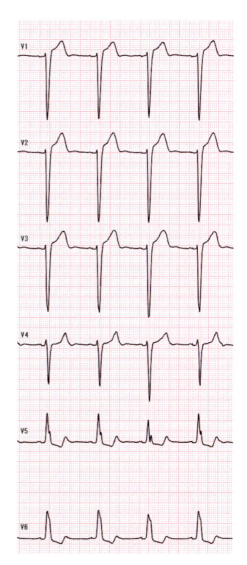

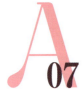

左脚ブロック

特に胸部症状の訴えがあるわけではなく，心エコー図検査にて壁運動異常も指摘されていないことから急性心筋梗塞は考えにくい．また，ペーシングスパイクもみられず，ペースメーカ心電図も否定的である．本症例は左脚ブロックと診断できる．

【基礎編】P.53 参照

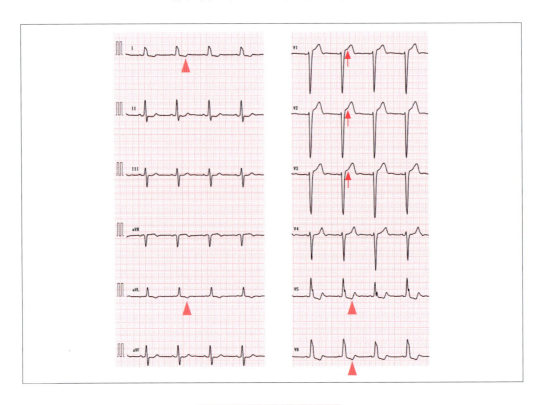

どこを見る? どう考える?

調律・QRS波形
- 調律は洞調律．QRS幅は広く，V_1-V_4 にて rS 型を呈している．

ST-T変化
- V_1-V_3 で ST 上昇・T 波の増高を認め（↑），また I・aV_L・V_5・V_6 で陰性 T 波を認める（▲）．

総合的診断
- 左脚ブロックでは左室の電気興奮が遅れ，QRS は幅広くなる．心電図では V_1-V_3 で QS 型あるいは rS 型となり，心室の伝導遅延が ST 部分に影響し，同誘導の ST 上昇や T 波の増高を招くので，急性前壁心筋梗塞とよく間違われる．
- 右脚ブロックは病的意義に乏しいが，左脚ブロックはしばしば病的な背景を伴うことがあり，その基礎疾患（虚血性心疾患，心筋症など）を調べることが重要である．また，心エコー図検査にて低心機能かつ非同期性収縮があれば，両室ペースメーカの適応が考慮される．

Q08

健康診断にて異常を指摘された68歳の男性.
心電図診断はどれか？ 2つ選べ.

選択肢

❶心房細動　❷左房拡大　❸左室肥大　❹異常軸偏位　❺心室期外収縮

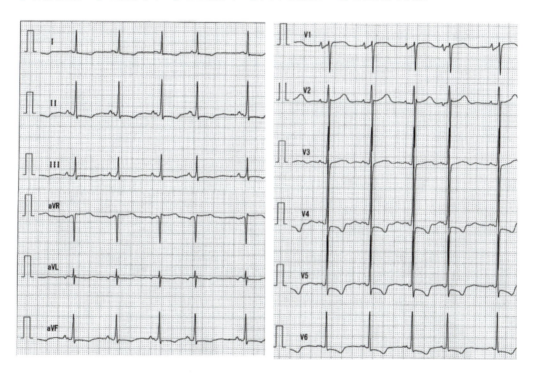

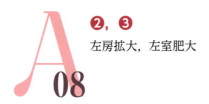

A08 ❷, ❸
左房拡大, 左室肥大

【基礎編】P17, 34 参照

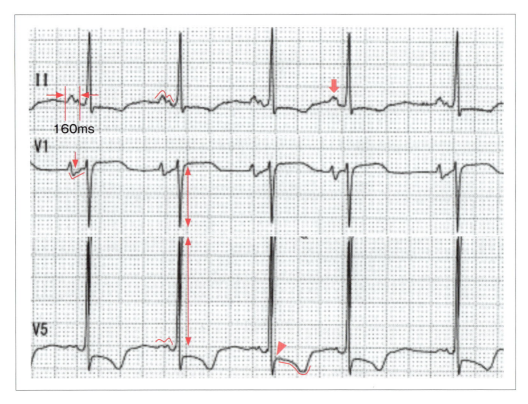

どこを見る？ どう考える？

- 左3拍は洞調律．4拍目のP波が予想よりも早く出ているので（↓），心房期外収縮．
- ⅡやV₅誘導では洞調律時のP波が160msと延長し，P波の後半成分が明瞭に認められ，V₁では陰性成分が深くなっているので（↓），左房拡大が認められる．心エコー図での左房収縮期径が50mmに拡大していた．
- V₅のR波が24mm（2.4mV），V₁のS波が14mm（1.4mV）で，両者を足すと38mmになり，左室肥大の電圧基準（両者の和が35mm以上）を満たす．また，J点が2mm低下し（▲），それに続くDown slope STと陰性T波（ストレイン型のST-T変化）が認められ，左室肥大がかなり強く示唆される．心エコー図で左室壁厚が16mmと厚く，肥大型心筋症が疑われた．

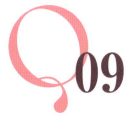

労作時の胸痛を訴えて来院した58歳の男性．
運動負荷試験中に胸痛を訴えた際の心電図をAに，運動中止後，ニトログリセリンを舌下し，胸痛が消失したときの心電図をBに示す．
その後行われた検査にて認められた所見はどれか？

選択肢

❶心嚢液貯留　❷血清CK値上昇　❸左室駆出率20%　❹左前下行枝100％閉塞
❺上記のどれでもない

A

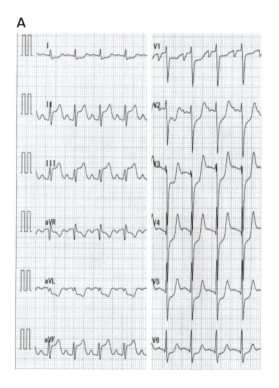

B

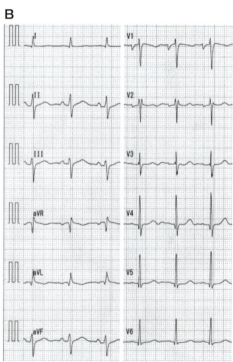

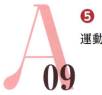

❺ 運動誘発性の右冠動脈スパスム

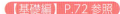【基礎編】P.72 参照

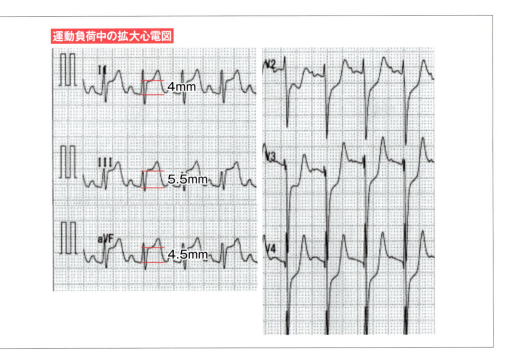

どこを見る？ どう考える？

- 運動負荷中であり，心拍数約 120/ 分の洞頻拍を認める．
- 下壁誘導（Ⅱ・Ⅲ・aV_F）で ST の上昇を認める．上昇の程度はⅢ誘導で最大（5.5mm）であり，下壁右側の虚血が最も強い，すなわち右冠動脈が責任血管であることが示唆される．左回旋枝が責任血管の場合はⅡ誘導の ST 上昇が最も顕著になる．

総合的診断

- ニトログリセリンが著効し，数分で ST が元に戻っていることから心筋梗塞ではなく，スパスムが考えやすい病態．当日，冠動脈造影検査が行われ，有意狭窄は認めず，心エコー図所見は正常，逸脱酵素上昇もなかった．
- 左前下行枝の閉塞であれば，V_1-V_4 誘導を中心とした ST 上昇が認められる．同誘導における ST の低下は下壁誘導での ST 上昇の鏡面像ととらえてよい．
- スパスムは安静時，早朝に起こることが典型的とされているが，このように運動負荷にて誘発される場合もある．内皮障害があると，カテコラミンによる NO 産生（血管拡張作用）が低下し，アンギオテンシンなどによる血管攣縮作用が前面に出るためといわれている．この患者は，Ca 拮抗薬を処方され，症状は消失した．

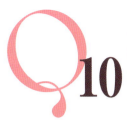

80歳の男性.
動悸と眼前暗黒感を主訴に来院した.
来院時のモニター心電図を示す.
心電図所見として正しいのはどれか？2つ選べ.

選択肢

❶発作性上室頻拍　❷発作性心房細動　❸洞停止　❹完全房室ブロック　❺心室頻拍

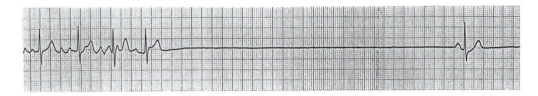

❷, ❸

【基礎編】P.171 参照

心房細動の停止時に洞停止をきたしており，RubensteinⅢ型の洞不全症候群（徐脈頻脈症候群）である．

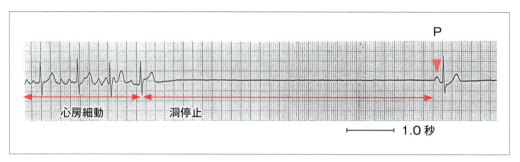

どこを見る？ どう考える？

- 4拍目にリズム不整の narrow QRS 頻拍が停止し，約6秒間の洞停止のあと P 波が出現している．リズム不整の narrow QRS 頻拍は心房細動であり，頻拍の停止時に洞停止をきたす RubensteinⅢ型の洞不全症候群（徐脈頻脈症候群）である．洞停止をきたす前の頻拍は，定義上はどのような上室性の頻脈性不整脈もあてはまるが，臨床上は心房細動であることが多い．

総合的診断

- 本症例のように動悸症状に加えて眼前暗黒感や失神の随伴症状がある症例では，徐脈頻脈症候群を呈していることがある．頻拍停止時以外の基本調律は正常である症例があり，単回の12誘導心電図では診断がつかずに24時間心電図や入院中の心電図モニターなどで診断されることが多い．このような症例では，頻脈の治療のために抗不整脈薬を投与すると徐脈の症状を悪くすることがあり注意を要する．また，車の運転中に失神した場合に重大な事故を起こす可能性があるため，運転は控えるように注意を喚起する必要もある．
- 基本調律が正常洞調律の症例では，頻脈性不整脈をカテーテルアブレーションで根治できれば，徐脈の症状も生じなくなる可能性が高い．頻脈性不整脈の治療が難しい場合や，基本調律が洞徐脈の場合，頻脈と関係なく洞停止がある場合はペースメーカの植込みが必要になる．

35歳の男性.
意識消失発作を認め，家族により救急要請された．来院時は意識清明であった．来院時の心電図を示す．
診断はどれか？

選択肢

❶急性心筋梗塞　❷右脚ブロック　❸急性心膜炎　❹ WPW 症候群　❺ブルガダ症候群

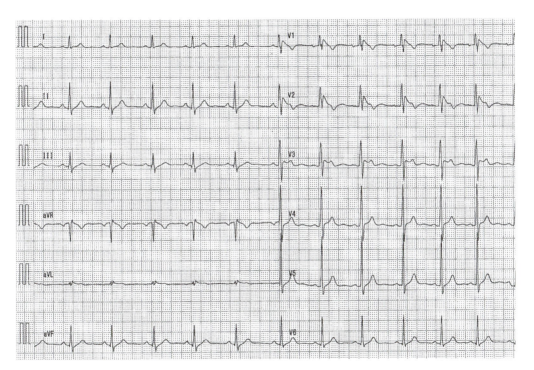

A11

❺ ブルガダ症候群（coved 型：Type 1）

【基礎編】P.51, 67, 82 参照

V_1 では J 点が 2mm（0.2mV）以上上昇し，その後 ST が急速に降下し，T 波の陰転化へと連動している．

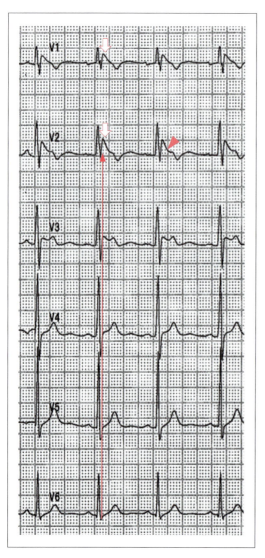

どこを見る？どう考える？

調律・QRS 波形
- 調律は洞調律．一見右脚ブロック様であるが，J 点の認識を正確に行えば J 点の上昇と急速な ST 降下であることがわかる．

J 点認識のコツ
- 胸部誘導全体を観察し，多くの場合は V_5・V_6 の QRS の終末（J 点）から垂線（↑）を上に向けて引くと ⇩ が V_1・V_2 の J 点であることがわかる．QRS 終点を ▲ で示すポイントであると誤って判断すると，Rsr' 型の完全右脚ブロックと誤診断してしまう．V_5・V_6 で深い S 波がないことも右脚ブロックと異なる．

ST-T 変化
- V_1・V_2 において J 点の上昇や T 波の陰転化を認める．
- 胸痛がなく，単に ST が上昇し，鏡面像としての ST 低下がないなどの点が心筋梗塞とは異なる．

総合的診断

- ブルガダ症候群と診断するには，本症例のように coved 型心電図（Type 1）がとらえられる必要がある．もうひとつのタイプである saddle-back 型（Type 2）では，薬剤負荷などでの coved 型への変化がない限り，ブルガダ症候群とは区別され，ブルガダ心電図と定義される．
- 本症候群はわが国の若年〜中年の男性に多く認められる．
- 本症例のように coved 型心電図を呈する患者が失神を認めた場合には，突然死の予防（二次予防）目的で，植込み型除細動器の適応が検討される．

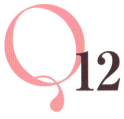

健康診断で心電図異常を指摘された26歳の男性.
症状はない.日頃から長距離のランニングをしている.
対応として正しいのはどれか?

選択肢

❶経過観察　❷運動制限　❸電気生理学的検査　❹電気的除細動　❺ペースメーカ植込み

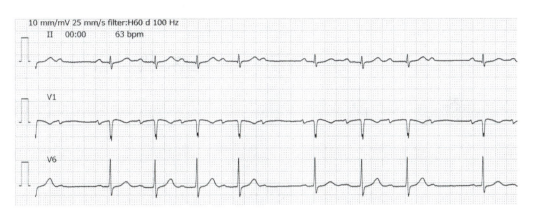

A12

❶ 経過観察

【基礎編】P.133 参照

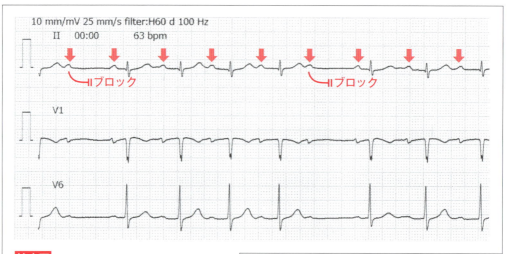

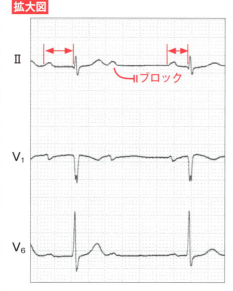

どこを見る？どう考える？

調律
- ↓で示すように P 波は規則正しく 86/ 分で出ているので，心房は洞調律．
- 洞調律の 4〜5 回に 1 回，QRS が脱落している．したがって，2 度房室ブロックということになる．
- PQ（PR）間隔の推移を見ると PQ が徐々に延びてブロックに至っている．つまり，ウェンケバッハ型 2 度房室ブロックと診断される．拡大図で見ると，ブロック前後の PQ に最も大きな差ができるので，ここを見るのが診断のコツである（拡大図↔）．

機序と方針

- ウェンケバッハ型 2 度房室ブロックは迷走神経の緊張が原因と考えられる．運動負荷をすると，房室伝導は 1：1 伝導に回復する．失神に至ることはなく，予後も良好なため，症状がなければ，特に治療を必要としない．運動制限も不要．運動負荷を行って，房室伝導が運動により回復することを確認しておけばより確実．

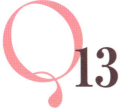 突然の激しい動悸を主訴に来院した34歳の男性．胸部X線写真，心エコー図検査で異常を認めない．診断はどれか？

選択肢

❶ 2枝ブロック　❷ WPW症候群　❸ 下壁心筋梗塞
❹ 異所性心房調律　❺ 完全右脚ブロック

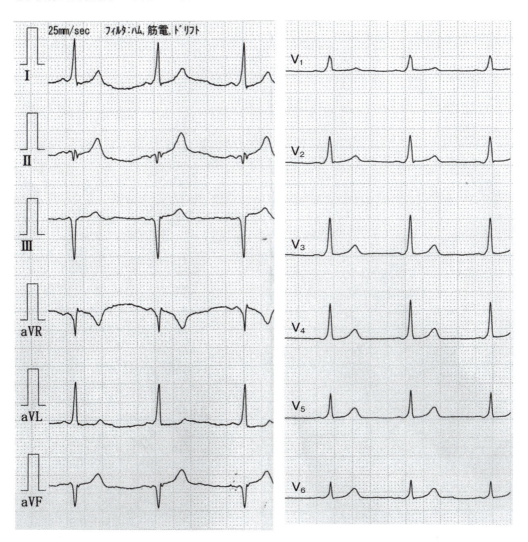

A13 ❷ WPW症候群

【基礎編】P.24 参照

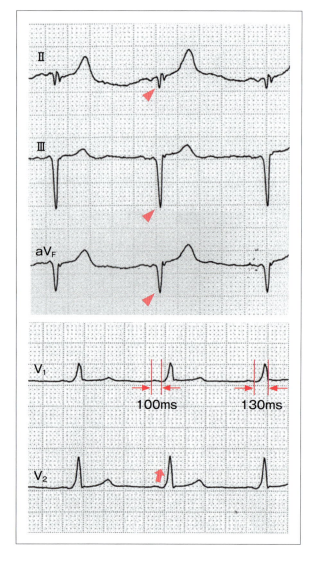

どこを見る？どう考える？

調律
・QRSの前には正常なP波が認められる．
・PQはV₁で測ると100msと短縮している．
・QRSは130msに拡大しており，QRSの初期成分がだらりと立ち上がり（↗），デルタ波が認められる．したがって，WPW症候群と診断される．

副伝導路部位診断

● V₁では右脚ブロックパターンのため，A型（左側副伝導路）のWPW症候群である．左側の副伝導路は洞結節から遠くに位置しているので，正常伝導路を経由した成分が大きくなるため，比較的幅の狭いQRSになる．B型（右側副伝導路）のWPW症候群では，副伝導路を経由する成分が大きくなり，QRSがかなり幅広くなる．

● 本症例では副伝導路は下壁（足側）に存在しているため，下壁誘導から心室ベクトルは逃げていくので，深いQ波が形成されている（◀）．副伝導路による異常な心室興奮がこのような異常Q波，異常軸偏位，ST変動を招くので，鑑別が必要になる．心エコー図検査で心室壁運動異常がなければ，心筋梗塞は否定的である．

症状と治療

● 動悸の原因は多くの場合，房室回帰性頻拍であり，カテーテルアブレーションにより根治可能．

国試

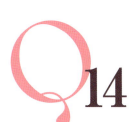

60歳の男性.
3日前より感冒様症状と発熱を認めていたが様子を見ていた．本日から胸痛を認めるようになり外来を受診した．胸痛は深吸気時に増悪する．来院時の心電図を示す．
診断はどれか？

選択肢

❶急性心筋梗塞　❷早期再分極症候群　❸急性心膜炎　❹たこつぼ型心筋症　❺ブルガダ症候群

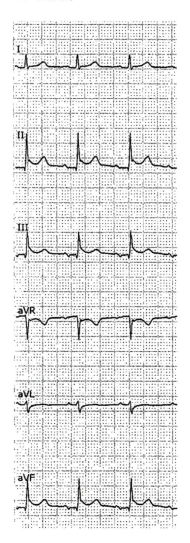

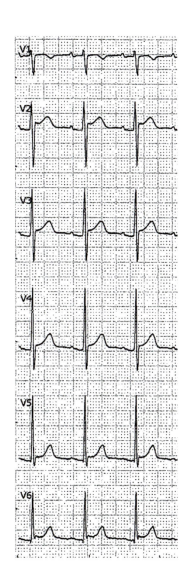

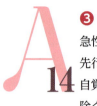

❸
急性心膜炎

先行する感冒様症状や発熱があり，その後，体動や呼吸性で強さが変動する胸痛を自覚するという経過は急性心膜炎に特徴的である．また，心電図においてはaV_Rを除く広範な誘導にてST上昇を認めていることから，心膜炎と診断された．

【基礎編】P.78 参照

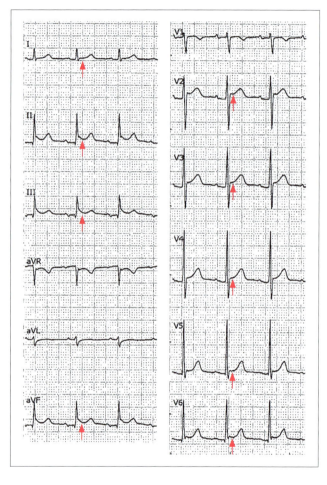

どこを見る？ どう考える？

調律・QRS波形
・調律は洞調律．正常軸．QRS幅は狭い．

ST-T変化
・aV_Rを除く広範な誘導にてST上昇を認めている（↑）．
・STの形は下に凸型のST上昇を呈している．

総合的診断

● 心電図では広範なST上昇（多くは下に凸）を認める．
● 早期再分極も鑑別に挙がるが，臨床経過（発熱・呼吸性に変動する胸痛）やST上昇の観察される誘導から，急性心膜炎と診断される．
● 聴診所見では心膜摩擦音を聴取することがある．また，心エコー図検査では心嚢液貯留を認めることがある．

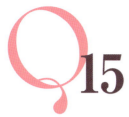

労作時の息切れと失神を訴えて来院した82歳の男性．患者への説明として正しいのはどれか？

選択肢

❶緊急入院が必要です　❷経過観察で大丈夫です　❸運動療法を行いましょう
❹内服薬治療で回復します　❺緊急冠動脈造影検査が必要です

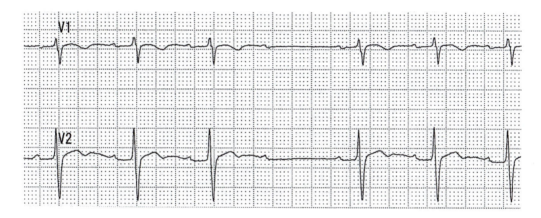

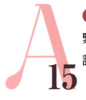

❶ 緊急入院が必要
診断は，モビッツⅡ型2度房室ブロック．

【基礎編】P.135 参照

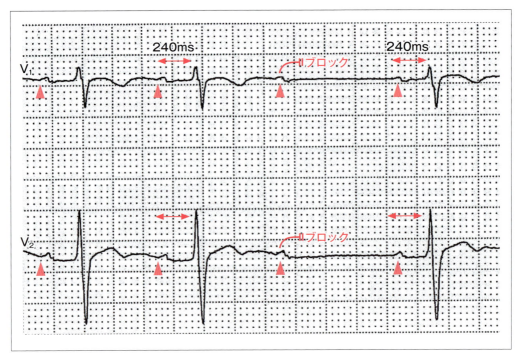

どこを見る？ どう考える？

調律

- ▲に洞性P波が認められる．3拍目のP波のあとにQRSが脱落しており，2度の房室ブロックであることがわかる．
- ブロックが生じた前後のPQを比較するといずれも240msで不変（↔）．PQはもともと延長しているが，モビッツⅡ型2度房室ブロックと診断される．

症状の原因推定と対応

- 労作時の息切れは運動によるPレートの上昇に房室伝導が追従できず，より高度なブロックへ進行している可能性がある．
- 完全房室ブロックへ移行すると，長い心静止が招来され，失神，突然死のリスクが高くなるので，緊急入院し，心電図モニター監視が必要．
- より高度なブロックが確認された場合は緊急で一時的ペーシングを試行し，後日，恒久型ペースメーカの植込みを行う．
- 原因として心筋虚血を除外するために，冠動脈造影検査を試行する場合もあるが，緊急で行う必要はない．また，心エコー図検査などで心サルコイドーシスや心筋症の可能性を検索する．

国試

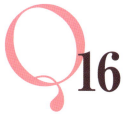 動悸を訴えて来院した72歳の男性.
診断はどれか?

選択肢

❶洞頻拍　❷心房細動　❸心房粗動　❹房室回帰性頻拍　❺房室結節回帰性頻拍

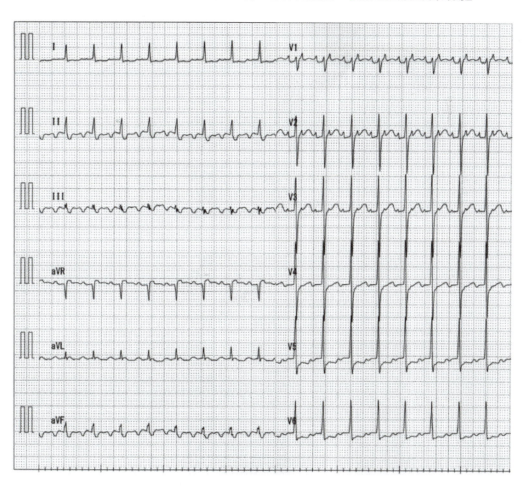

A16 ❸ 心房粗動（2：1房室伝導）

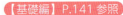
【基礎編】P.141 参照

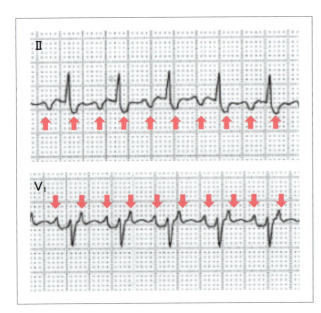

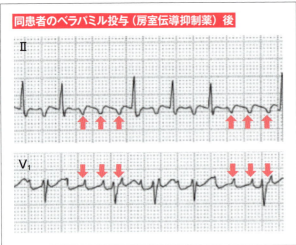

同患者のベラパミル投与（房室伝導抑制薬）後

どこを見る？ どう考える？

- 上図の矢印で示すように心房は約300/分で規則正しく興奮.
- 心室レートはその半分の150/分，つまり房室伝導は2：1.
- 心房粗動波が2回に1回，QRSの終末部と重なっているので，Ⅱ誘導ではS波，V_1ではr'波のように見える．「150/分の頻拍は粗動の2：1を疑え」が原則．その目で見るとQRSに隠れた粗動波が見えてくる．

総合的診断と治療

- 3～4：1の房室伝導になるとRR間隔が開く（Windowが開く）ので，下図のように粗動波が明らかになる．下壁誘導（Ⅱ・Ⅲ・aV_F）で鋸歯状波を認め，典型的な三尖弁周囲を回旋する心房粗動．
- カテーテルアブレーションによる根治が高率に望める疾患である．

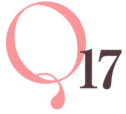

**失神を訴えて来院した 86 歳の女性.
認められない所見はどれか?**

選択肢

❶ 心房細動　❷ 逆行性 P 波　❸ 房室接合部調律　❹ 1 度房室ブロック　❺ 洞不全症候群

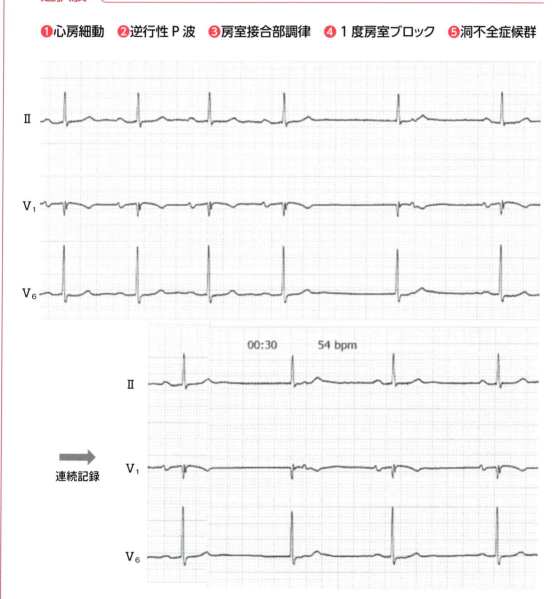

連続記録

A17

① 心房細動

【基礎編】P.27, 115, 118 参照

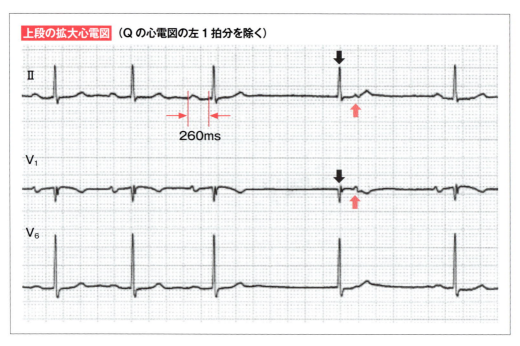

上段の拡大心電図（Q の心電図の左 1 拍分を除く）

どこを見る? どう考える?

- 左 3 拍は洞調律だが，PQ が 260ms に延長しており，1 度房室ブロックを認める．
  3 拍目の後，約 1.4 秒のポーズがある．次の QRS までに P 波はなく，洞停止（洞不全症候群）が発生したことがわかる．
- ↓の QRS に P 波の先行は認められず，QRS 波形が洞調律とまったく同じ形なので，房室接合部から補充調律が出ていることがわかる．
- 補充調律の QRS の後ろに P 波が認められる（↑）．遅れて発生した洞性 P 波かと思いがちだが，P 波の形状が洞調律時と異なるので，これは房室接合部から逆行性に伝導した P 波と判断するのがよい．

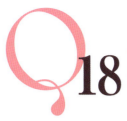

健康診断で心電図異常を指摘された56歳の男性.
診断はどれか？

選択肢

❶ WPW症候群　❷ 心房期外収縮　❸ 心室期外収縮
❹ 完全右脚ブロック　❺ 完全左脚ブロック

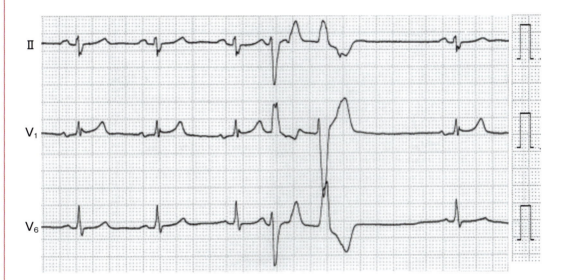

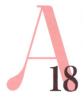
❸
心室期外収縮（2 連発，多源性）

【基礎編】P.125 参照

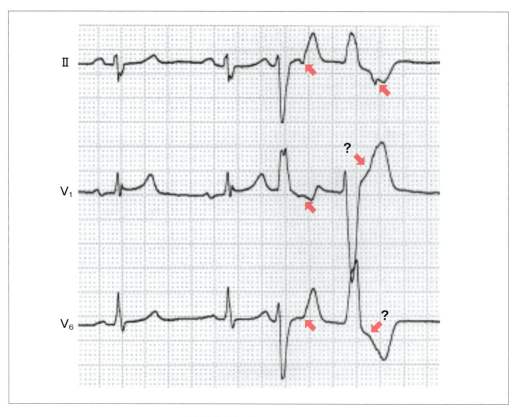

どこを見る？ どう考える？

・洞調律中には V_1 で Rsr' 型で，不完全右脚ブロックがある．
・洞調律時に予想された周期よりも早く，2 つの QRS が認められる．ひとつ前の波形と比較すると，QRS は幅広く，方向も異なっている．先行する P 波は見えない．
・決め手になるのは⬇で示した逆行性 P 波．この P 波はⅡ誘導で最もよく観察され，洞調律時の P 波と形態は異なり（陰性），出現するタイミングが洞性 P 波の周期よりも短くなっているので，心室期外収縮（PVC）から逆行性に P 波が伝導したと判断できる．

総合的診断

- 診断は PVC の 2 連発となる．QRS 形態から，最初の PVC は左室下壁から，2 発目は右室流出路付近から起源していると思われる．
- 多源性で連発しているが，R on T のように連結期が短いものではなく，基礎心疾患や症状はないため，無治療で経過観察となった．

国試

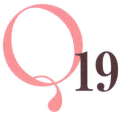
19 突然の激しい胸痛を主訴に来院した72歳の男性.
予測できる事態はどれか?

選択肢

❶ 心室細動　❷ D-dimer 高値　❸ 血清 CK 値 150　❹ 右冠動脈閉塞　❺ 深部静脈血栓

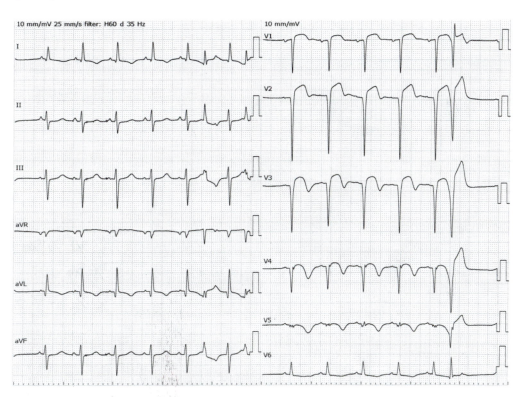

A19

❶ 心室細動

【基礎編】P.69, 129, 163 参照

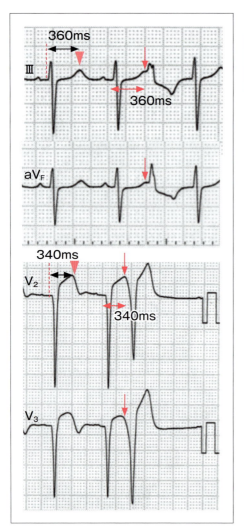

どこを見る？どう考える？

・洞調律中の心電図では V_1-V_4 の QS 型，V_1-V_4 の ST 上昇，Ⅰ・aV_L・V_4-V_6 での陰性 T 波を認め，前壁中隔急性心筋梗塞と診断される．

総合的診断

● 責任血管は左前下行枝．心電図所見から発症後数時間から数日が経過していると推定され，血清 CK 値は上昇している時期．若干の QT 延長を認めるが，これは心筋梗塞後に時々認められる所見で，先に述べた心筋梗塞による変化のほうが重要．

期外収縮の解析と予後

● 左図に示すように心室期外収縮（PVC）が認められる（↓）．QRS 幅は比較的狭く見えるが，QRS の向きも洞調律と異なり，先行する P 波を認めないので心室起源だと判断される．

● PVC の連結期を見るとⅢ誘導で 360ms，V_2 誘導で 340ms と極めて短くなっている．この連結期をその前の QRST に当てはめると，PVC の始まりはまさしく T 波のピークに相当していることがわかる（▼）．そう，これは R on T 型 PVC！ この PVC は急性心筋梗塞などに合併することが多く，心室細動の予兆である．

● PVC を発見したら積極的に PVC を抑制する手段（再灌流療法や抗不整脈薬投与）を行い，心室細動の発生を予測して心肺蘇生，電気ショックなどを即刻行えるように準備する必要がある．

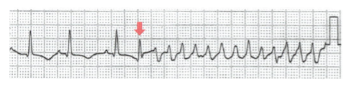

R on T 型 PVC（↓）から発生した心室細動
心室細動は自然停止せず，電気ショックにて洞調律へ復帰し，救命された．

国試

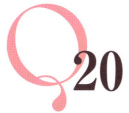
1時間以上続く胸痛を主訴に来院した70歳の男性.
心電図所見で正しいものを3つ選べ.

選択肢

❶急性下壁心筋梗塞　❷急性右室心筋梗塞　❸洞不全症候群　❹完全房室ブロック
❺急性前壁中隔心筋梗塞

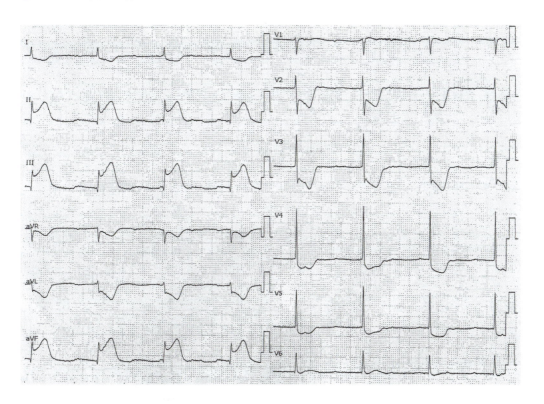

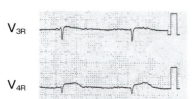

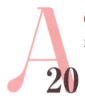

❶, ❷, ❹　　　　　　　　　　　　　　　　　　　【基礎編】P.67, 70, 175 参照

急性下壁心筋梗塞，急性右室心筋梗塞，完全房室ブロック

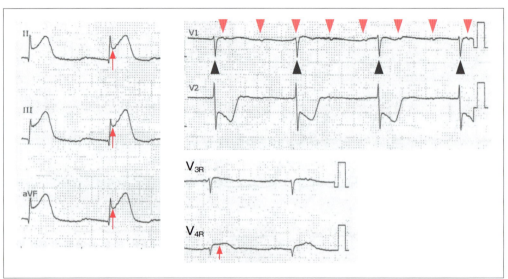

どこを見る? どう考える?

ST
- 下壁誘導（Ⅱ・Ⅲ・aV$_F$）のST上昇がとても目立つ（↑）．ST上昇の程度はⅢ＞Ⅱ誘導であり，右冠動脈が責任血管であることが示唆される（回旋枝による下壁心筋梗塞ではST上昇の程度はⅡ＞Ⅲになる）．下壁誘導と反対側に位置する左胸部誘導では鏡面像としてのSTの低下を認める．このように貫壁性の虚血では，ST上昇とその鏡面像であるST低下が共存する．
- 右側胸部誘導ではV$_{4R}$のST上昇（0.16mV）を認め，右室梗塞の診断大基準のひとつ（V$_{4R}$で0.1mV以上のST上昇）を満たす．心エコー図検査でも右室の壁運動が低下していた．また，右室圧でもDip and plateauパターンを認めた．

P波
- P波（▼）の振幅は全体的に小さく見えにくいが，V$_1$で比較的明瞭に観察され，心房レートは102/分，心室レートは44/分，すなわち完全房室ブロック調律．下壁急性心筋梗塞では5〜8%の症例に完全房室ブロックが合併する．房室結節枝への血流障害が房室結節の伝導を低下させることが原因．

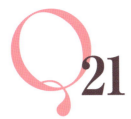
54歳の女性．数カ月前から徐々に悪化してきた労作時息切れを主訴に来院した．
以下の心電図に認められる所見はどれか？ 2つ選べ．

選択肢

❶右室肥大　❷左室肥大　❸右軸偏位　❹房室ブロック　❺右脚ブロック

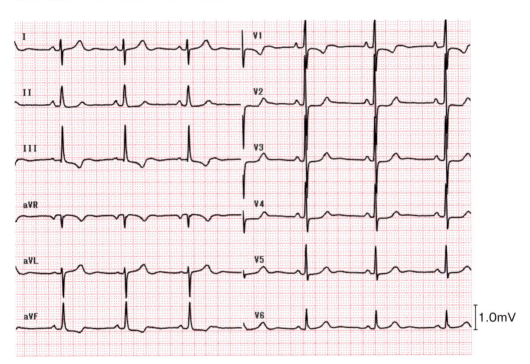

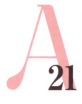
①, ③
右室肥大，右軸偏位

【基礎編】P.47 参照

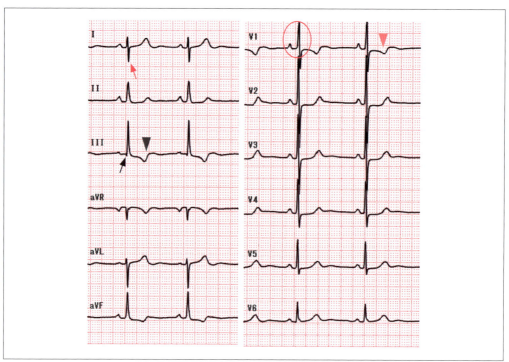

どこを見る? どう考える?
- 通常は胸部誘導の移行帯は V_3 あるいは V_4 誘導だが，この心電図では V_1 誘導の R 波が増高し，移行帯が偏位している．
- V_1 誘導では，ST のストレイン型を認めている．
- Ⅰ誘導で深いS波（右軸偏位），Ⅲ誘導でq波と陰性T波を認めている．

総合的診断
- 胸部誘導では V_1 誘導の R 波が増高し（〇），ストレイン型の ST 低下（▼）を認める．四肢誘導では，Ⅰ誘導で深いS波を認め（↙，右軸偏位），Ⅲ誘導のT波が陰転している（▼）．典型的な右室負荷（肺高血圧）ではS-Ⅰ，Q-Ⅲ，T-Ⅲの所見を呈する．この心電図ではⅢ誘導のq波は小さく（↗），これ単独では異常所見とはいえず，他の所見と合わせて総合的に判断する．
- この症例は，肺動脈性肺高血圧症に伴う右室肥大の症例．
- V_1 で高い R 波があり，右脚ブロックのようだが，QRS の幅は 120ms 未満であり，QRS の後半に R' 波がないことからその定義を満たさない．

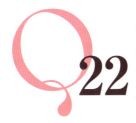

60歳の男性．
健康診断では毎年異常を指摘されている．突然の動悸発作を主訴に来院．
心電図所見として正しいのはどれか？ 2つ選べ．

選択肢

❶心房細動　❷心室頻拍　❸発作性上室頻拍　❹洞頻脈　❺ WPW 症候群

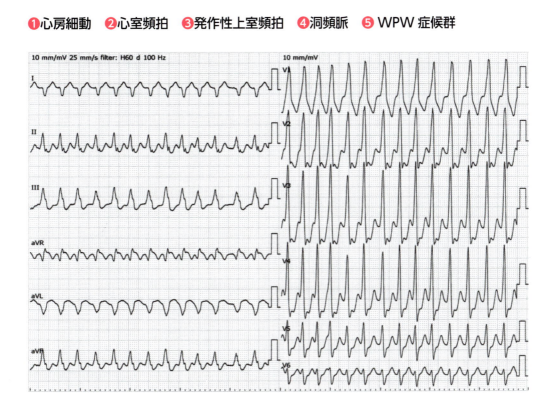

A22 ❶, ❺

偽性心室頻拍．WPW 症候群に心房細動を合併している．

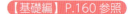【基礎編】P.160 参照

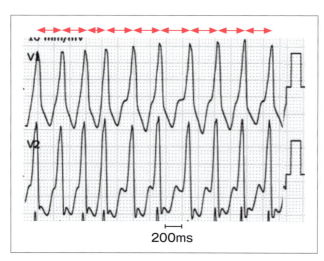

200ms

どこを見る？どう考える？

- RR 間隔が不定．
- QRS の初期成分にスラーなデルタ波を認める．

総合的診断

- 幅広い頻脈で一見心室頻拍に見えるが，よく見ると RR 間隔が心拍ごとに異なり，心房細動の可能性が高い．QRS が幅広いので脚ブロック（変行伝導）を伴っているか WPW 症候群（副伝導路）が合併している可能性がある．V_1 の初期成分でスラーなデルタ波を認め，WPW 症候群に合併した心房細動（偽性心室頻拍）と判断する．毎年受けてきた健診では WPW 症候群が指摘されていたものと思われる．通常時の心電図でデルタ波があるかどうか確認できれば診断はほぼ確実．

- 通常の心房細動ではジギタリス，ベラパミルなどの Ca 拮抗薬などが使用されるが，WPW 症候群＋心房細動では，心室細動や血圧低下を誘発するため禁忌である．副伝導路を抑制する I 群の抗不整脈薬が使用されるが，血圧が低く血行動態が不安定な場合は電気ショックによる洞調律復帰が試みられる．

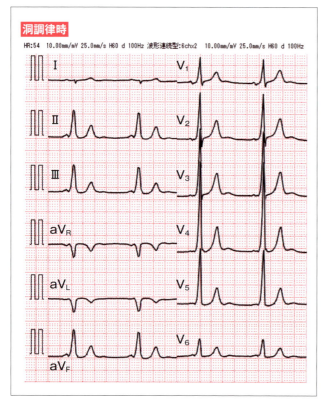

洞調律時

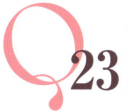

44歳の男性．高血圧，脂質異常症にて加療中．4時間前から続く胸痛を主訴に来院した．救急外来での心電図を以下に示す．
心電図から最も疑われる診断はどれか？2つ選べ．

選択肢

❶急性前壁中隔心筋梗塞　❷ブルガダ症候群　❸不安定狭心症　❹急性心膜炎
❺急性側壁心筋梗塞

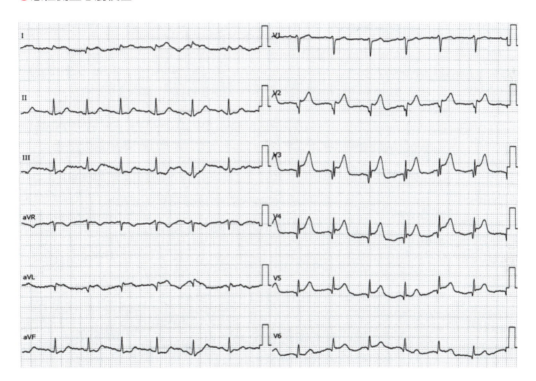

A23 ❶, ❺

急性前壁中隔心筋梗塞，急性側壁心筋梗塞

【基礎編】P.42, 69 参照

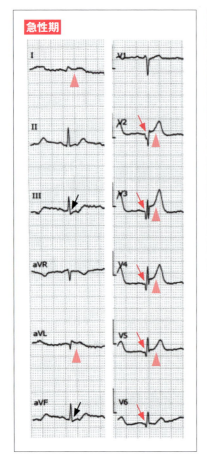

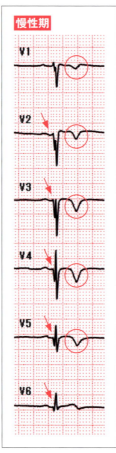

どこを見る？どう考える？

ST上昇
- 急性期の心電図ではⅠ・aV_Lの側壁誘導とV_2-V_6の胸部誘導において，ST上昇が認められ（▲），側壁と前壁中隔の領域に貫壁性の虚血が生じていることを示唆する．
- Ⅰ・aV_Lの側壁誘導でのST上昇は見逃しやすいので注意が必要．

Q波
- V_2-V_6誘導ではQ波が出現し始めている（↘）．

ST低下
- Ⅲ・aV_F誘導に鏡面像としてのST低下が認められる（↙）．

慢性期：V_1・V_2誘導でのR波増高不良とV_3-V_5誘導で急性期より深くなったQ波が認められる．V_1-V_5誘導では，陰性T波が認められる．

総合的診断

- 胸痛を主訴に来院した患者．年齢は40歳代と若年だが，高血圧と脂質異常症などの動脈硬化の危険因子を有していた．
- 症状と心電図所見から急性心筋梗塞を疑い，緊急カテーテル検査を行った．左冠動脈前下行枝（対角枝が分岐する手前）に閉塞病変を認め，ステント留置による血行再建を行った．
- 冠動脈の血流が再開することで，慢性期の心電図ではT波が陰転化している．発症から血流再開までの虚血によって一部の心筋は壊死したため，R波増高不良とQ波が残存している．
- 急性心膜炎ではほとんどすべての誘導でSTが上昇する．ブルガダ症候群では異常Q波やSTの低下は認めない．

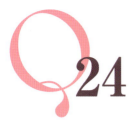

72歳の男性.
糖尿病性腎不全に対して3回/週の維持透析中である.体調不良のため自己判断にて透析をキャンセルした翌日の夕方からめまい・気分不良が出現,その後失神したため救急搬送された.
心電図所見として誤っているのはどれか?

選択肢

❶房室接合部調律 ❷異所性心房収縮 ❸正常軸 ❹テント状T波 ❺異常Q波

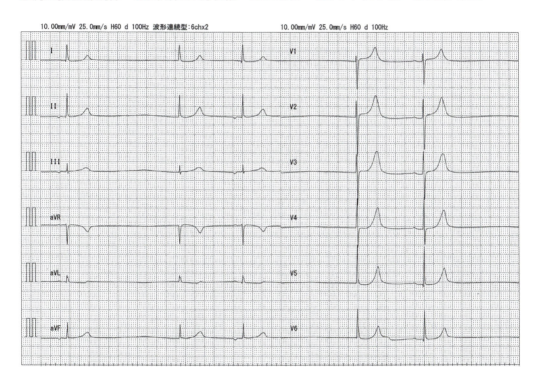

❺ 異常 Q 波

【基礎編】P.15, 94, 115 参照

RR 間隔は不整で極端な徐脈を認める．P 波の減高・消失，異所性 P 波・テント状 T 波が出現している．病歴と合わせて考察すると高カリウム血症を疑う心電図所見である．

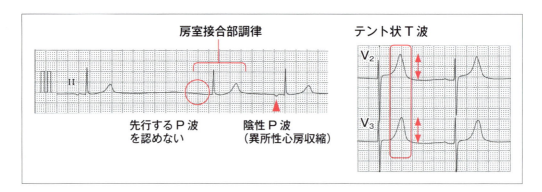

どこを見る？ どう考える？

調律
- P-QRS の 1 対 1 関係が崩れており，房室接合部調律（先行する P 波を認めない○）や異所性心房収縮（Ⅱ誘導で陰性 P 波▲）を認める．洞不全に陥っていると考えられる．また，Ⅰ・Ⅱ誘導で QRS 波は陽性であり，軸偏位は認めない．

QRS 波形
- QRS 間隔は 100ms 以下であり正常範囲内．

ST-T 波形
- T 波の増高（テント状 T 波）を認める→高カリウム血症に特徴的な所見である．
 テント状 T 波の診断基準：幅が狭くて左右対称性の先鋭な T 波．T 波の高さが 10～12mm 以上．

総合的診断

- 病歴と心電図所見から高カリウム血症が疑われ，検査の結果，血清カリウム値は 8.3mEq/L であった．高カリウム血症に特徴的なテント状 T 波（選択肢④）と，洞性 P 波の消失に伴う異所性心房収縮（②）や房室接合部調律（①）を認めるため，可及的速やかに血清カリウム値の補正が必要である．また，電解質異常では脚ブロックは認めにくいので正常軸（③）である．
- QRS 間隔の延長は認めないのでただちに心室細動や心停止に移行するリスクは少ないが，緊急事態であることには変わりない．血清カリウム値の改善には G-I（グルコース - インスリン）療法や血液透析，徐脈に対しては硫酸アトロピン，イソプロテレノールの静注，反応が乏しい場合は一時ペーシングで対応する．なお，選択肢⑤異常 Q 波は陳旧性心筋梗塞などで認められる所見であり，本症例では記録されていない．

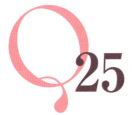

30分以上続く胸痛と失神を訴えて来院した68歳の女性．診断はどれか？ 2つ選べ．

選択肢

❶ 洞機能不全　❷ 2：1 房室ブロック　❸ 完全房室ブロック　❹ 完全左脚ブロック
❺ 急性心筋梗塞（下壁）

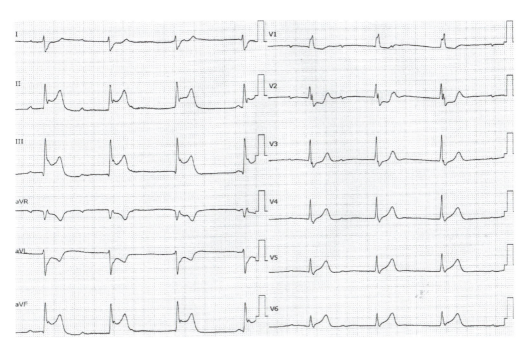

❸, ❺
完全房室ブロック，急性心筋梗塞（下壁）

【基礎編】P.67, 175 参照

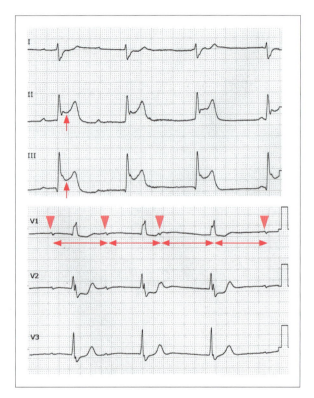

どこを見る？ どう考える？

- 心拍数 46/分の RR 間隔が一定の徐脈．
- ⅡやV₁誘導で見ると，PQ間隔が変動している．V₁でPP間をプロットすると（↔），Pのレートは60/分で一定している．
  これらから完全房室ブロックと診断される．失神も房室ブロックによるものと考えられる．
- Ⅱ・Ⅲ・aV_F誘導でSTが上昇し（↑），胸痛も持続していることから，下壁の急性心筋梗塞を最も強く疑う．異常Q波は出現していないので，発症間もないことがわかる．Ⅱよりも Ⅲ誘導でのST上昇が顕著なため，おそらく右冠動脈が責任血管である．一刻も早く，経皮的冠動脈インターベンションによる再灌流療法を試みなければならない．
- aV_R・aV_L・V₁-V₃で認められるSTの低下は，下壁でのST上昇の鏡面像である．
- 洞調律は60/分とやや遅めだが，洞不全の基準（50/分以下）を満たさない．また，補充調律はV₁で右脚ブロック様で，左脚ブロックとは診断できない．

経過

- この患者は，右冠動脈の再灌流により，完全房室ブロックは即座に消失した．

国試

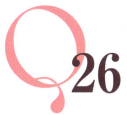

84歳の女性．感染性胃腸炎と診断された後，経口摂取不良で下痢が続いている．3日後の朝から倦怠感と労作時の息切れが出現したため，救急搬送となった．
心電図所見から注目すべき電解質はどれか？

選択肢

❶ナトリウム ❷カリウム ❸カルシウム ❹マグネシウム ❺リン

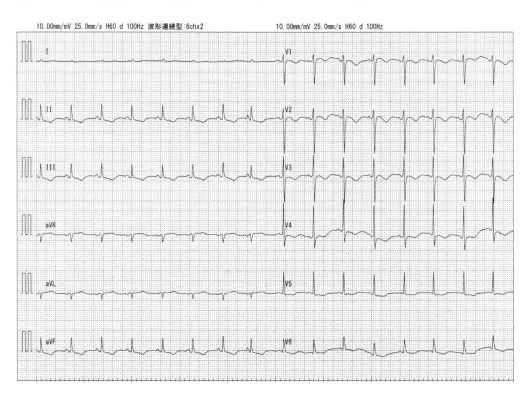

A26 ❷

【基礎編】P.101 参照

カリウム

Ⅱ・Ⅲ・aV_F でＴ波の陰性化，V₁-V₆ ではＴ波（後半はＵ波かもしれない）の減高〜陰転化とQT（U）時間の延長を認める．ST-T の低下も低カリウム血症に特徴的な所見である．

QTの計測ポイント

血清Ｋ値　2.4 mEq/L　低カリウム時

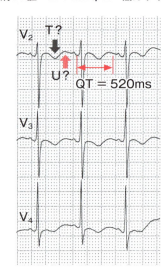

QT = 520ms

血清Ｋ値　4.0 mEq/L　カリウム補正後

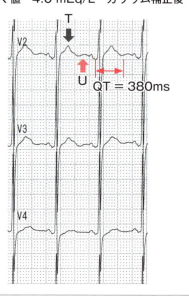

QT = 380ms

どこを見る？ どう考える？

調律
・QRSの前にはすべてＰ波があり，Ｐ波の形は正常．正常洞調律である．

ST-T-U 波形
・V₂-V₄ では再分極波の形態が異常になっている．カリウム値が補正された後の心電図（右図）と比較すると，低カリウム時（左図）はＴ波が減高し（ほとんど見えなくなっている），Ｕ波が逆に増高して，TU波が一塊になったようにも見える．このように両者の境界が不明瞭になっている場合，あるいはＴ波よりもＵ波と思われる波形のほうが大きくなった場合は，再分極波形（TU波）の終点を QT 時間として計測しないと QT（U）延長を見逃す．

総合的診断

● 数日前からの経口摂取不良と下痢から，脱水と血清カリウムの低下を疑う．本症例では血清カリウム値は 2.4mEq/L であった．幸いにも QT をさらに延長させる他の原因（抗不整脈薬の内服など）はなく，入院のうえカリウム含有の補液で致死的不整脈（torsade de pointes）の誘発なく経過した．

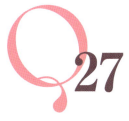

85歳の男性.
生来健康であった. 息子と口論になった3日後に突然の胸痛を自覚し, 救急搬送となった. 緊急の冠動脈造影検査では冠動脈に有意狭窄は認めなかった. 左室造影検査では, 心尖部の壁運動低下と基部の過収縮を認める.
診断はどれか?

選択肢

❶不安定狭心症　❷早期再分極障害　❸急性心膜炎　❹たこつぼ型心筋症
❺急性心筋梗塞

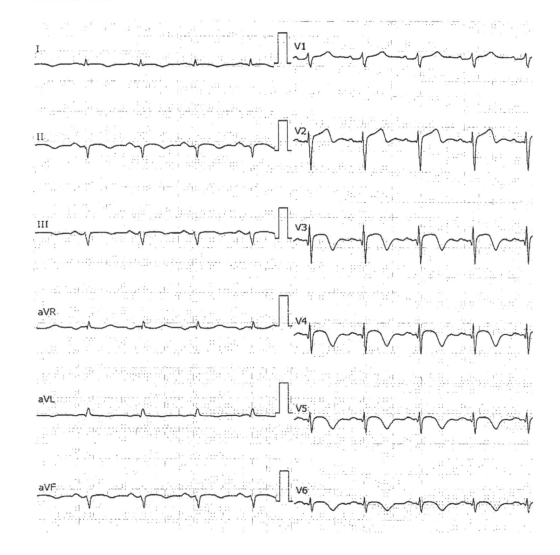

A27 ❹

【基礎編】P.80 参照

たこつぼ型心筋症
冠動脈に狭窄がないこと，冠動脈支配領域に一致しない壁運動異常があることから急性心筋梗塞は考えにくい．急性心膜炎であれば，より広範な ST 上昇を認める．また，一般的に心膜炎のみでは壁運動異常は呈さない．早期再分極障害では不整脈発作（心室頻拍・心室細動）などがなければ，それ自体で胸痛を呈することはないので誤り．

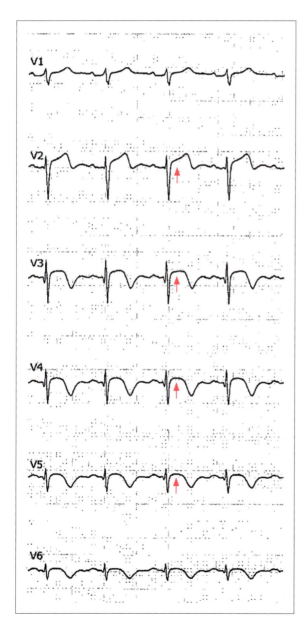

どこを見る？ どう考える？

調律・QRS 波形
・調律は洞調律．軸は左軸偏位を認めている．QRS 幅は狭く，異常 Q 波は認めない．

ST-T 変化
・胸部誘導にて広範な誘導で ST 上昇をきたしているが（↑），明らかな鏡面像を呈していない．

総合的診断

● 本症例では急激に発症した胸痛，心電図で ST 上昇という経過からまずは急性心筋梗塞を疑う．ただし，鏡面像としての ST 低下を認めないという所見は非典型的である．

● 引き続き冠動脈造影が施行されているが，冠動脈に有意狭窄を認めていないことから，心筋梗塞は否定的．その典型的な壁運動異常の形態（心尖部の壁運動低下，基部の過収縮）からたこつぼ型心筋症の診断に至った．たこつぼ型心筋症は心電図所見のみでは診断できない．複数の臨床所見や臨床経過を統合して診断がなされる．

52歳の男性．以前から心電図異常を指摘されている．消化器疾患に対する術前検査で施行した心電図にて再び異常を指摘され受診した．
心電図から最も疑われる診断はどれか？

選択肢

❶右胸心　❷陳旧性心筋梗塞　❸特発性肺高血圧症
❹正常症例の左右上肢電極の付け間違い

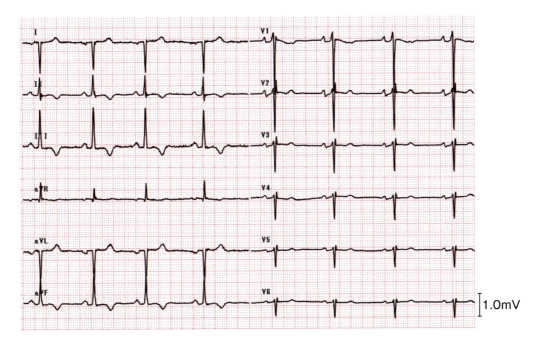

A28 ❶ 右胸心

【基礎編】P.31 参照

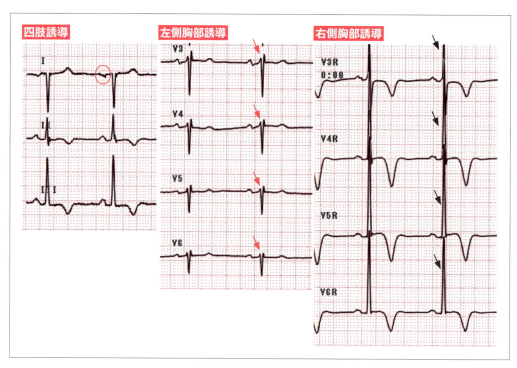

どこを見る？ どう考える？

- 洞調律だが，Ⅰ誘導のP波が陰性（〇）．
- QRS波形は，Ⅰ誘導でQS型・Ⅱ誘導でRs型となっており，強い右軸偏位を認める．
- 胸部誘導は，すべての左側胸部誘導でR波増高不良（➘）．
- 右側胸部誘導のQRS波形は，通常の左側胸部誘導にみられるような高いR波を呈している（➘）．
- 胸部誘導の一部はrSr'型となっているが，右脚ブロックの際にみられるような，QRS幅の延長やV₆誘導の幅広いS波は認められていない．

総合的診断

- 異常所見をまとめると，①左側胸部誘導でのR波増高不良，②右側胸部誘導での高いR波，③強い右軸偏位（Ⅰ誘導でのQS型），④Ⅰ誘導での陰性P波が認められ，これらは右胸心を示唆する．
- Ⅰ誘導の波形からは，左右上肢の電極の付け間違いが疑われるが，胸部誘導のR波高や移行帯が明らかに異常であることから，右胸心と診断される．
- 強い右軸偏位を呈する他の病態としては肺高血圧症などがあるが，右心系負荷所見である肺性P波やV₁-V₃でのR波増高はない．
- 右側胸部誘導では，高いR波と深い陰性T波を認めている．心エコー図検査では心尖部に限局した心肥大を認めており，本症例は心尖部肥大型心筋症も合併していた．

国試

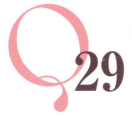

69歳の男性.
糖尿病と脂肪代謝異常の教育入院中である.入院時の心電図は正常であった.夜間,20分ほど継続する胸痛を自覚した.起床後に看護師へ申告したため心電図が記録された.心エコー図検査で前壁中隔に軽度の壁運動低下を認めた.
最も疑われる疾患はどれか.

選択肢

❶急性大動脈解離　❷肺塞栓症　❸非ST上昇型心筋梗塞　❹肥大型心筋症
❺たこつぼ型心筋症

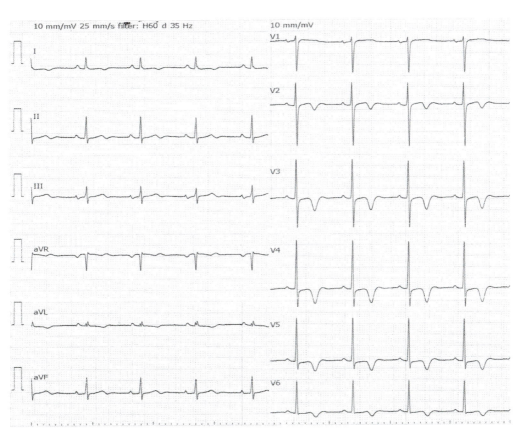

A29 ❸

非 ST 上昇型心筋梗塞

【基礎編】P.80, 96 参照

異常所見としては前胸部誘導の陰性 T 波を認め，胸痛の病歴があることから，心筋虚血による変化をまずは疑うべきである．

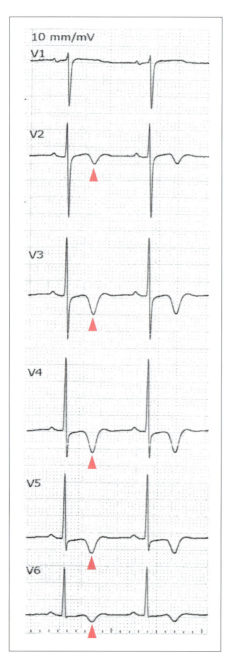

どこを見る？どう考える？

調律
・P-QRS の 1 対 1 関係で正常洞調律．

QRS 波形
・QRS 間隔は 100ms 以下であり正常範囲内．

ST-T 波形
・V_2-V_5 で陰性 T 波を認め（▲），虚血性心疾患を疑う所見である．たこつぼ型心筋症によく認められる下壁誘導（Ⅱ・Ⅲ・aV_F）の T 波陰転化と aV_R の T 陽転化は認められない．

総合的診断

● 胸痛症状後の心電図変化（陰性 T 波の出現）であり冠動脈疾患が疑われ，血液検査で心筋逸脱酵素の上昇を認めた．緊急で冠動脈造影検査を施行したところ，左前下行枝中間部に高度狭窄を認め，経皮的冠動脈形成術が施行された．その後，異常 Q 波は出現せず，非 ST 上昇型心筋梗塞と診断された．

● 本症例では下壁誘導に T 波の陰転化がないこと，aV_R の T 波の陽転化が明確でないこと，冠動脈狭窄に一致する壁運動異常などから，たこつぼ型心筋症には非典型的である．

● 選択肢①急性大動脈解離は胸痛・背部痛・腰痛と移動性の疼痛が特徴的で，特殊な場合（解離が冠状動脈にも及び，心筋虚血の原因となる場合）を除いて心電図変化はきたさない．②肺塞栓症は急激な右室負荷が出現するため，Ⅰ誘導で深い S 波・Ⅲ誘導で Q 波と陰性 T 波を示す所見（S-Ⅰ，Q-Ⅲ，T-Ⅲ）が特徴的である．④肥大型心筋症は左室肥大所見（V_5 の R ＞ 26mm，aV_L の R ＞ 11mm，V_1 の S ＋ V_5 の R ＞ 35mm）がなく，入院時の心電図が正常であることから否定的である．

84歳の男性．労作時呼吸困難と下腿浮腫を主訴に来院した．各種検査にて症状の原因は心不全と診断した．心エコー図検査では，全周性の左心室壁肥厚を認めるが，高血圧の既往はない．
この心電図に見られる所見は以下のどれか？2つ選べ．

選択肢

❶左室肥大　❷心房頻拍　❸R波増高不良　❹四肢誘導での低電位　❺反時計方向回転

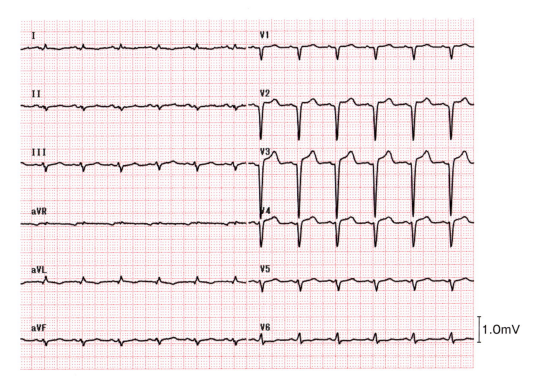

❸, ❹
R波増高不良，四肢誘導での低電位

【基礎編】P.36, 38 参照

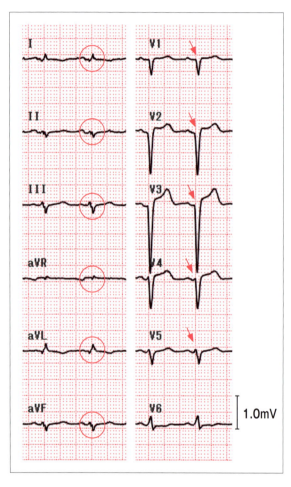

どこを見る？ どう考える？

QRS
・すべての四肢誘導で QRS 電位波高が 5mm 以下で（〇），QRS 低電位の基準を満たす．

r波
・V_1-V_5 誘導の r 波高はすべて 3mm 以下で（▲），R波増高不良を認める．

総合的診断　心アミロイドーシス

● 心拍数は 100/ 分でやや頻拍傾向だが，II 誘導では洞調律と考えられる陽性の P 波を認めているので洞調律．移行帯は V_5 と V_6 の間で，時計方向回転の可能性はある（移行帯の変化は下記のごとく心アミロイドーシスによる活動心筋の脱落が原因）．

● 四肢誘導を見ると，すべての誘導で QRS 電位波高は 5mm 以下で，QRS 低電位の所見を認めている．心エコー図検査では，全周性の左室肥厚があるにもかかわらず，逆に心電図では QRS 低電位を認める場合は心アミロイドーシスを疑う．この症例は心アミロイドーシスに伴う心不全と診断された．心筋が電気活動を行わないアミロイド蛋白に置き換わることにより，QRS 低電位や R 波増高不良が生じている．

国試

80歳の男性.
真冬の夜に屋外で倒れているところを通行人に発見され，救急搬送となった．以下に来院時の心電図を示す．
診断はどれか？

選択肢

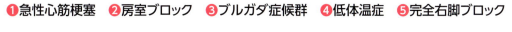

❶急性心筋梗塞　❷房室ブロック　❸ブルガダ症候群　❹低体温症　❺完全右脚ブロック

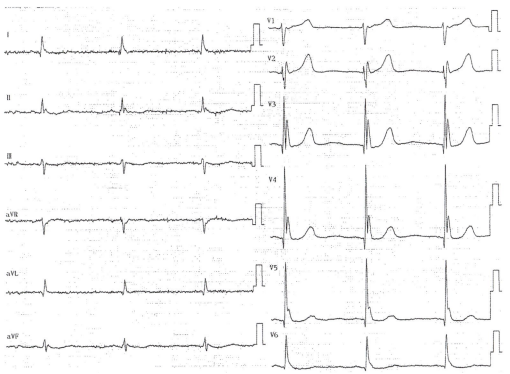

❹ 低体温症

本症例ではJ点以降のST部分は上昇しておらず，急性心筋梗塞，ブルガダ症候群の心電図は否定的である．また，I・V_5・V_6で深いS波がないことから右脚ブロックとは異なる．V_6で小さなP波を認め，洞徐脈が疑われる．房室ブロックを示す所見は認められない．

【基礎編】P.92 参照

低体温時

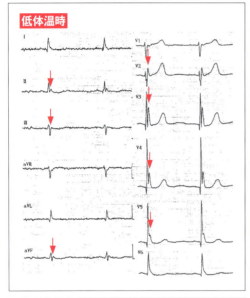

復温後

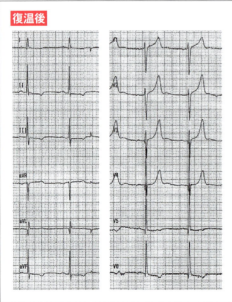

どこを見る？ どう考える？

調律・QRS波形
- 調律は洞調律．洞徐脈を認める．
- 低体温であるために，筋電図の混入（シバリング）を認める．四肢誘導や胸部誘導にてQRS直後にJ波を認める（↓）．

ST-T変化
- J波後のSTはなだらかに上向きであり，ブルガダ症候群とは異なる．

右脚ブロックとの鑑別
- V_2では一見するとrSr'の右脚ブロックのようである．しかし，R'と思われる波形はV_5の側壁誘導まで連続して認められ，V_6やI誘導で深いS波は認められないため，R'波ではなく，J波と診断される．

総合的診断

- 左上の心電図では洞徐脈とQRS波の直後に顕著なJ波（Osborn波）を認め，典型的な低体温症の心電図所見である．低体温症は深部体温が低下していることで容易に診断がつくが，低体温症は特徴的な心電図変化も多く，心電図からも診断が可能である．
- 低体温症は中心体温が35℃以下の場合と定義され，28℃以下の低体温症では房室ブロックや心室細動も合併することがあり，非常に危険な状態である．本症例では搬送時，直腸温が30℃であった．復温とともにJ波は消失した（左下の心電図）．
- 加温した補液やブランケットなどにて復温を行うと，体温の上昇とともにJ波が減高・消失していく所見は心電図上興味深い．

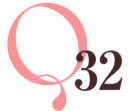

失神を訴えて来院した78歳の男性.
診断はどれか?

選択肢

❶右軸偏位　❷洞不全症候群　❸2:1房室ブロック　❹完全房室ブロック
❺完全左脚ブロック

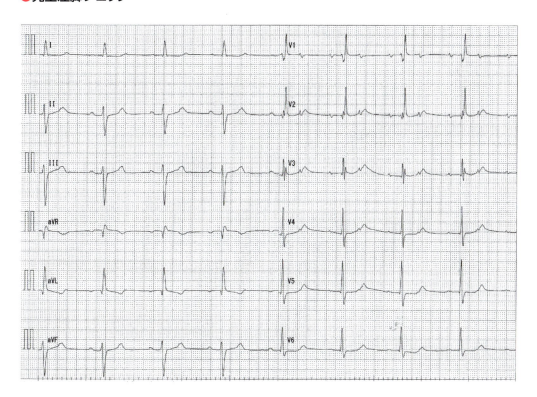

A32 ❸
2：1房室ブロック

【基礎編】P.133, 173 参照

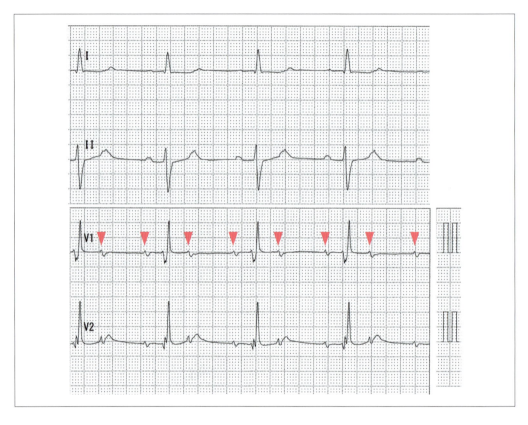

どこを見る？ どう考える？

- 四肢誘導だけではPとQRSが1：1のように見え，洞不全症候群（Rubenstein I型）と間違いやすい心電図である．
- P波はすべての誘導（特にV_1）で探さなければいけない．V_1では▼で示すように明らかなP波が規則正しく観察される．PとQRSは2：1の関係になっているので，2：1房室ブロックと診断される．
- 心房から伝導したQRSは左軸偏位（左脚前枝ブロック）＋完全右脚ブロックを呈しており，左脚後枝がかろうじて2：1の伝導を保っていることがわかる．

総合的診断と経過

- 原疾患として心サルコイドーシス，心筋症，虚血性心疾患などを考えておく必要がある．失神や徐脈による症状があるので，恒久型ペースメーカの適応になる．

50歳代の女性．
ぶどう膜炎を指摘され眼科通院していた．労作時易疲労感と失神にて受診した．
心電図所見として正しいのはどれか？

選択肢

❶ 洞徐脈 ❷ 高度房室ブロック ❸ 1度房室ブロック ❹ 完全房室ブロック ❺ QT延長

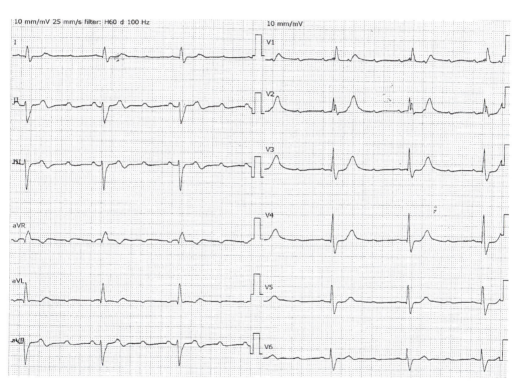

A33 ❷ 【基礎編】P.173 参照

RR間隔は一定で，PR間隔に規則性がありQRSよりP波の出現頻度が多いため，高度房室ブロックである．3：1の房室伝導を呈している．

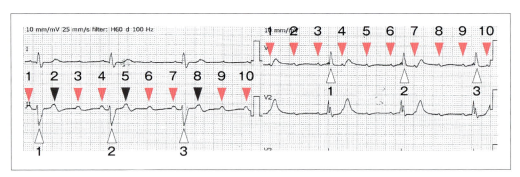

どこを見る？どう考える？

・RR間隔が整の徐脈性不整脈は完全房室ブロック，高度房室ブロック，Ⅰ型洞不全症候群が鑑別に挙げられる．

PQ（PR）間隔
・QRS直前のP波（▼）のPQ間隔は一定で規則性がある．

P波とQRSの出現頻度
・▽はT波に隠れたP波を示している．P波（▼と▽）のほうがQRS（△）より出現頻度が多いことがわかる．

総合的診断

● 中年女性でブドウ膜炎の既往がある高度房室ブロック症例であり，病歴から心サルコイドーシスが疑われる．心エコー図や心臓MRI，PET検査，心筋生検（組織所見）などによって診断が確定される．

● 本症例は，他臓器の組織生検で非乾酪性類上皮肉芽腫，Gaシンチグラフィーで心筋内集積，眼病変としてぶどう膜炎と虹彩癒着を認めたため，心サルコイドーシスによる房室ブロックと判断し，ペースメーカの植込み（右図）の後，プレドニン療法を開始した．

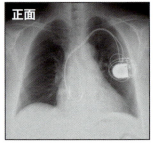
正面

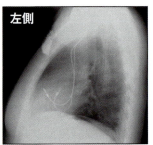
左側

55歳の女性．
生来健康．これまでに心電図異常を指摘されたことはない．
親族の葬式に参列中，強い胸痛を自覚した．胸痛は5分程度で改善した．翌日，心配になったため医療機関を受診．
受診時の心電図所見を示す．
疑うべき疾患はどれか？2つ選べ．

選択肢

❶急性心筋梗塞　❷心膜炎　❸先天性QT延長症候群　❹たこつぼ型心筋症
❺肥大型心筋症

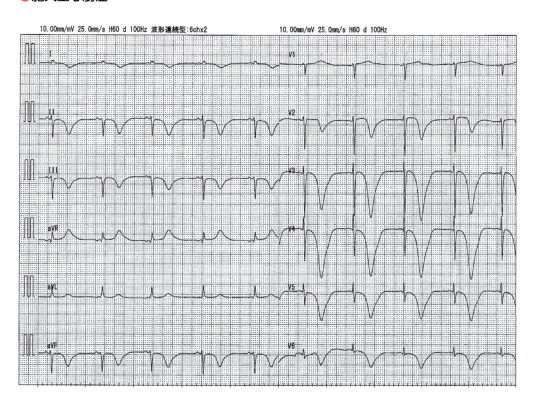

A34 ①, ④

【基礎編】P.67, 80 参照

急性心筋梗塞，たこつぼ型心筋症

QTの延長とⅠ・Ⅱ・Ⅲ・aV_F・V_2-V_6誘導で陰性T波，特にV_3-V_5誘導では深さが20mmを超える巨大陰性T波となっている．下壁誘導まで拡大した陰性T波，aV_R誘導での陽性T波はたこつぼ型心筋症を強く疑わせる所見である．むろん，急性冠症候群を第一に疑い，冠動脈造影検査などを至急に行う必要がある．

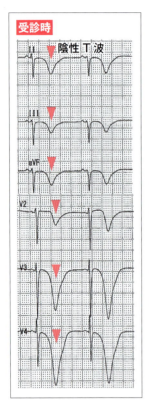

受診時／陰性T波

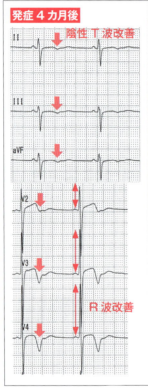

発症4カ月後／陰性T波改善／R波改善

どこを見る? どう考える?

調律
- P-QRSの1対1関係で正常洞調律．

QRS波形
- V_1-V_4と下壁誘導（Ⅱ・Ⅲ・aV_F）での減高したR波は壁運動低下領域に一致しており，たこつぼ型心筋症による変化と思われる．
- Ⅰ誘導でQRS波は陽性・Ⅱ誘導でQRSが陰性であるため，平均のQRSベクトルは0〜−90°の範囲となり左軸偏位．

ST-T波形
- 多くの誘導で陰性T波（▼），V_3・V_4では特に巨大陰性T波を認める．

QT
- 著明に延長している．
- 回復過程（発症4カ月後）の心電図では，減高したR波・陰性T波・QT延長の改善がみられる．

総合的診断

- 胸痛が発症してから1日近く経過した後の心電図である．症状と心電図所見から左前下行枝を責任血管とする急性冠症候群も疑われる．
- 心エコー図検査で心尖部全周性の壁運動低下を認めた．冠動脈造影検査では冠動脈に有意狭窄はなく，冠動脈の支配領域と一致しない壁運動異常を認め，その後心機能も回復したことからたこつぼ型心筋症と診断された．
- 選択肢②心膜炎は，広範囲なST上昇が特徴的である．③先天性QT延長症候群は先天的な疾患であり「これまでに心電図異常を指摘されたことはない」という病歴に合致しない．⑤肥大型心筋症はV_5・V_6誘導での高いR波とストレイン型ST-T変化が特徴的であり，本症例には典型的でない．

70歳代の男性.
労作時の息切れと失神を主訴に来院した.
心電図所見として正しいのはどれか？

選択肢

❶ 1度房室ブロック　❷ QT延長症候群　❸ 完全房室ブロック　❹ 洞徐脈
❺ ウェンケバッハ型2度房室ブロック

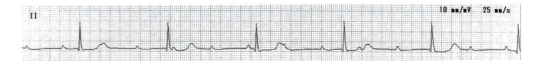

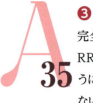

A35 ❸
完全房室ブロック

RR 間隔は一定で，PQ (PR) 間隔は不規則．一見すると PQ が徐々に延長していくように見えるのでウェンケバッハ型 2 度房室ブロックのようだが，RR 間隔が不規則ではないので否定できる（ウェンケバッハ型 2 度房室ブロックでは RR 間隔が延長し不整になる）．

【基礎編】P.175 参照

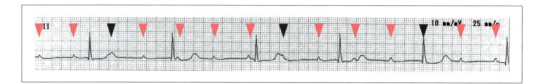

どこを見る？ どう考える？

調律
・RR は一定で，QRS の突然の脱落（RR 間隔の不整）はない．

PQ (PR) 間隔
・PQ 間隔は一定ではなく，不規則で伸びたり縮んだりしている．RR は一定なのでウェンケバッハ型 2 度房室ブロックは否定できる．

隠れた P 波
・はっきり見える P 波を▼で，T 波や QRS に埋没した P 波を▼で表している．2 拍目と 4 拍目，5 拍目の T 波はなだらかで 1 拍目と 3 拍目の T 波は凸凹していることに気がつく．また，5 拍目の QRS には S 波成分がみられない．この形状の違いは P 波が T 波や QRS に埋没していることを示す．図の右端の RR 間には，明瞭な 2 つの P 波が見える．ここが P 波を見つけるチャンス．この PP 間隔にディバイダーを合わせて追っていくと，T 波や QRS に埋没した P 波を見つけることができる．

総合的診断

● 洞不全の場合は無症候であれば経過観察可能だが，完全房室ブロックではそうはいかない．症状の有無にかかわらず，心筋症などの基礎心疾患の有無の精査は必要．また，突然死を防ぐ意味合いにおいてもペースメーカによる徐脈の治療が必要になる．

失神を主訴に来院した 78 歳の女性.
心電図所見として正しいものはどれか? 3 つ選べ.

選択肢

❶ 補充調律　❷ 急性心筋梗塞　❸ QT 延長症候群　❹ ブルガダ症候群
❺ 完全房室ブロック

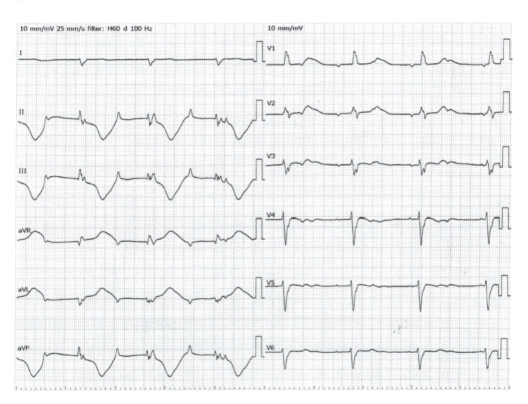

A36

❶, ❸, ❺

【基礎編】P.159, 175 参照

完全房室ブロックに合併したQT延長とトルサードドポアントによる失神.

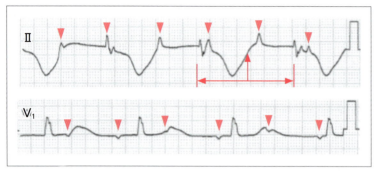

どこを見る? どう考える?

調律
- 45/分の徐脈であり，上図の▼で示すところにP波が認められる．ⅡではQRSの形が1拍ごとに変化しており，ここにP波（レート78/分）が隠れている．V₁では陰性のP波が認められる．P波に気づかなくても，RRが規則正しい徐脈でPQ（PR）が変動しているので完全房室ブロックと診断できる．右脚ブロック型の補充調律により心拍数が何とか維持されている．

QT延長
- RR真ん中ルールを覚えているだろうか．Ⅱ誘導でのT終末はP波と重なって明瞭ではないが，RRの中間を明らかに越えており（↑），異様な形（巨大な陰性波）を呈している．V₁で見るとQTがそれほど延長していないように見えるので，12誘導心電図で評価することが重要．

経過と治療

- 失神時の心電図を下に示す．典型的なトルサードドポアントが記録されている．
- 硫酸マグネシウムの静注，一時的心室ペーシングが行われ，その後，恒久型ペースメーカを適応する．

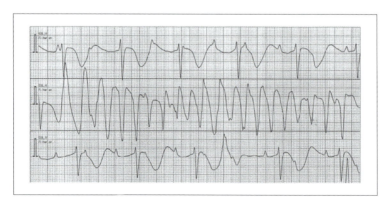

A 国試 ♥□□　　B ♥♥♥

Q37

動悸を訴えて来院した72歳の男性．
ホルター心電図の所見を示す．
診断はどれか？2つ選べ．

選択肢

❶心房細動　❷心房粗動　❸心房頻拍　❹房室ブロック　❺洞不全症候群

A
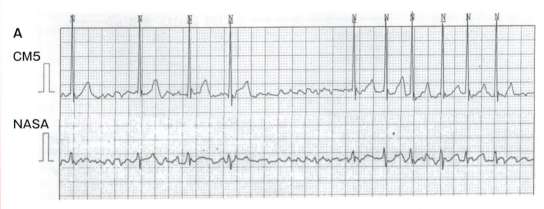

B
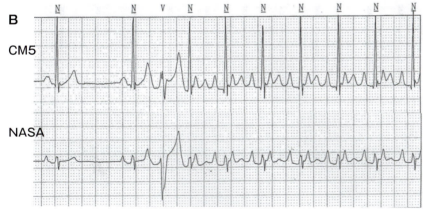

A ❶, ❸
37 心房細動，心房頻拍

【基礎編】P.138, 153 参照

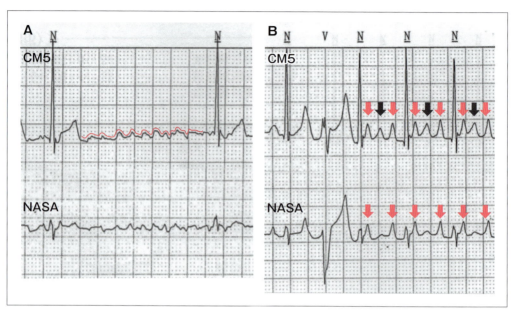

どこを見る? どう考える?

- Aは典型的な心房細動．基線がまったく不規則で，震えるような波形になっている．心房の中にたくさんの不安定なリエントリーが存在するためにこのような波形になると考えられている．心房興奮の影響を受けて，RR間隔も完全に不規則になる．
- Bは心房頻拍．心房粗動と診断された方もいたのでは? CM5のみを見るとレート300/分を超える大変速い心房粗動に見えるが，↓で示した波形はT波である．NASA誘導を見ると，CM5で心房波が疑われた時相（↓のタイミング）に心房波がないことがわかる．したがって，これはレート約200/分の心房頻拍という診断になる．複数の誘導を用いて総合的に判断する眼を持とう．

心房細動の併発症

- 心房細動の最も恐ろしい併発症は全身性塞栓（特に脳塞栓）である．65歳以上，高血圧，糖尿病，心不全，脳梗塞の既往などがリスク要因とされ，抗凝固療法の適応が検討される．

心房粗動と心房頻拍の違い

- 心房粗動はレートが250～300/分と速く，心房波間に等電位線がない形態をしているものを指す．心房頻拍はレート100～250/分で，等電位線があるものとされている．ただし，これらを明確に区別できない場合があり，臨床家によって異なった診断名がつけられることもある．

77歳の男性.
労作時呼吸苦にて来院. 来院時と以前の心電図を示す.
心電図上最も疑わしい診断はどれか?

選択肢

❶心房頻拍　❷洞調律　❸心房細動　❹急性心筋梗塞　❺たこつぼ型心筋症

来院時

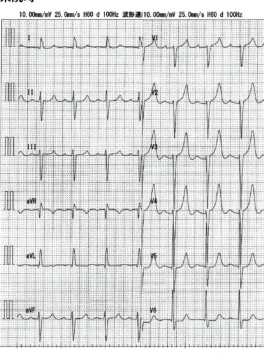

以前の心電図

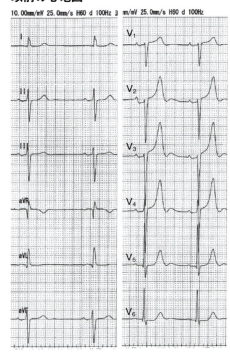

A38

❶ 心房頻拍

【基礎編】P.153 参照

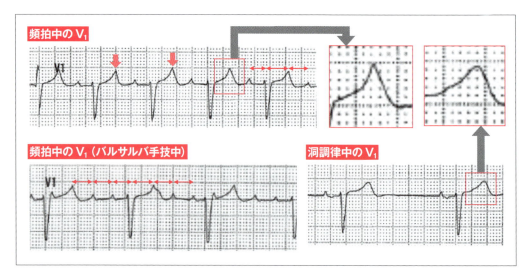

どこを見る? どう考える?

- 一見洞調律に見えるが，洞調律時の心電図と比較すると，V_1のT波の頂上がとがっていることがわかる（⬇）．このような場合，心房波がT波に重なっている可能性を考える．
- T波の頂点からQRS後の心房波との間隔は明瞭に観察されるPP間のちょうど3倍になっているので，3：1で房室伝導している心房頻拍の可能性が高くなる．

総合的診断

- バルサルバ手技やベラパミル投与によって房室伝導を抑制するとRR間隔が開いて（Windowが開いて），心房波がはっきりと見えてくる．息こらえによるバルサルバ手技を行った房室伝導が低下した心電図では，PP間隔は当初予想したものと一致するため，診断（3：1の心房頻拍）が正しかったことがわかる．
- このように1枚の心電図だけでは診断が困難なことがある．洞調律時の心電図，房室伝導パターンが変化したときの心電図などと比較することで，正確な診断が可能になる．

 健康診断で心電図異常を指摘された 78 歳の男性.
可能性の高い診断はどれか？ 2 つ選べ.

選択肢

❶ 正常洞調律　❷ 房室接合部調律　❸ 洞機能不全　❹ 心室固有調律　❺ 完全房室ブロック

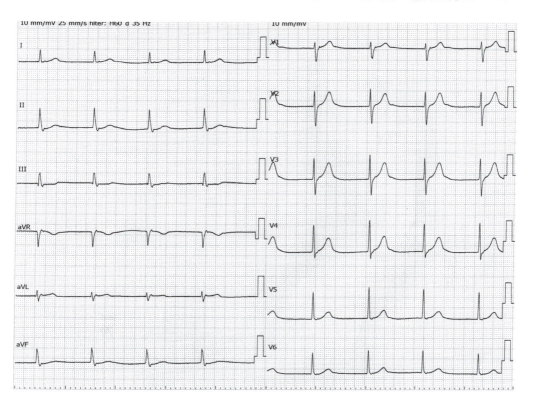

A39 ❷, ❸
房室接合部調律，洞機能不全

【基礎編】P.115 参照

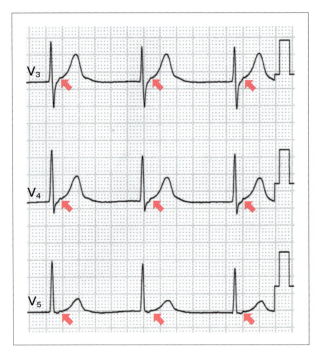

> **どこを見る? どう考える?**
>
> **調律**
> ・P 波の先行を認めない．
> ・正常 QRS 波形を示す規則正しい調律（心拍数 56/分）．
>
> 以上から房室接合部調律と診断される．

もうひとつレベルを上げた診断
- 上に示すように V_3-V_5 で QRS の後ろ（ST 部分）にノッチが認められ（↖），これはおそらく房室接合部から発生した逆行性 P 波と考えられる．洞結節の自動能が不良で，房室接合部（おそらく房室結節）のそれが優位になったため，房室接合部調律となったと考えられ，洞機能も低下していることが示唆される．

鑑別診断
- この P 波が洞性 P で，かつ，とてつもなく PQ（PR）の長い 1 度房室ブロックという診断は完全には否定できないが，1,000ms もかかる房室伝導の可能性は極めて低いと考えられる．

方針
- この患者は翌月にはほぼ洞調律に復帰しており，無症状であったことから無治療で経過観察となった．

国試

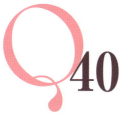

79歳の男性.
失神にて受診した.
心電図で当てはまる所見を3つ選べ.

選択肢

❶右脚ブロック　❷左脚前枝ブロック　❸左脚後枝ブロック　❹1度房室ブロック
❺左脚ブロック

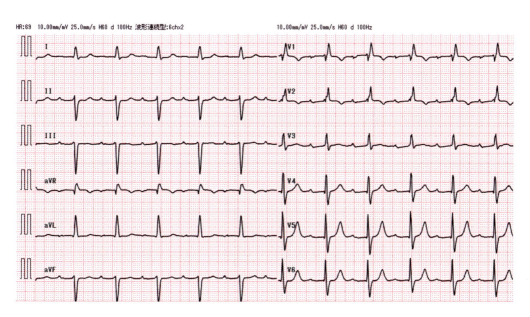

❶, ❷, ❹
右脚ブロック, 左脚前枝ブロック, 1度房室ブロック

【基礎編】P.51, 56, 58, 60 参照

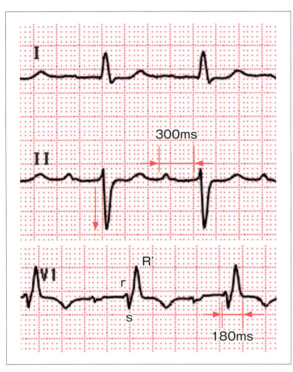

どこを見る？どう考える？
- PQ が300msと延長しており, 1度房室ブロック.
- Ⅱ誘導でr波の高さよりS波が深く, 著明な左軸偏位を認め, 左脚前枝ブロック.
- QRS は180msと幅広く, V₁でrsR'型で, 完全右脚ブロック.

3枝ブロック

右脚ブロック＋左軸偏位

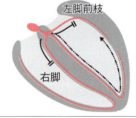

PQ 延長➡左脚後枝も伝導遅延

右脚ブロック＋右軸偏位

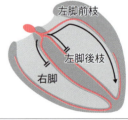

PQ 延長➡左脚前枝も伝導遅延

総合的診断
- 1度房室ブロック, 左脚前枝ブロック, 完全右脚ブロックの3つの所見のうち後者2つから, 3枝ある脚のうち少なくとも2枝がブロックに陥っていることがわかる. さらにPQが延長していることは, 唯一残っている左脚後枝も伝導障害を生じている可能性があり, 3枝ブロックと診断する. この場合は完全房室ブロックに移行する可能性がかなり高くなる.

 脈の結滞を訴えて来院した64歳の男性．
診断はどれか？

選択肢

❶房室ブロック　❷心房期外収縮　❸心室期外収縮　❹洞不全症候群　❺接合部期外収縮

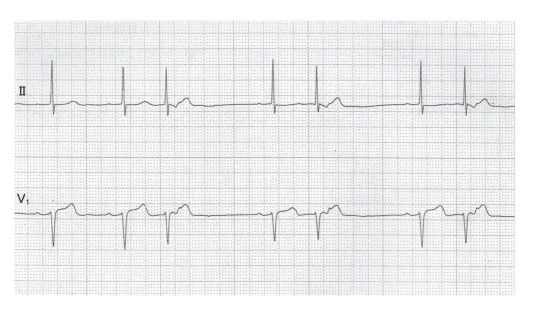

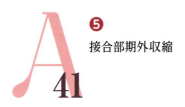

❺ 接合部期外収縮

【基礎編】P.124 参照

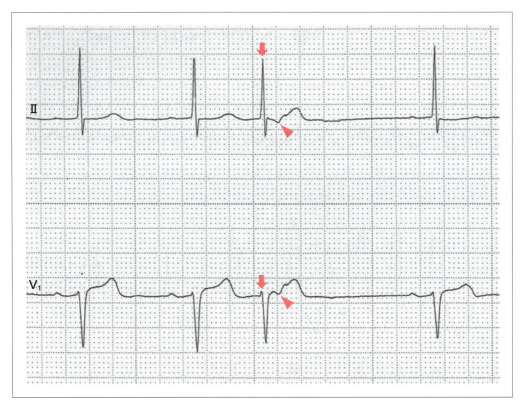

どこを見る？どう考える？

- ↓のQRSは洞調律周期で予想されるタイミングより早く出現している→期外収縮と診断．
- QRSの波形は洞調律とほとんど同一→心室期外収縮は否定．
- 期外収縮QRSの前にはP波の先行を認めず，▼で示したように逆行性P波がある．

総合的診断
- 総合して判断すると，接合部期外収縮＋逆行性P波が正しい診断になる．逆行性P波の形はⅡ誘導で下向きであり，房室結節から伝導してきたことがわかる．

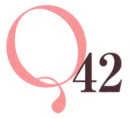 脈の結滞を訴えて来院した58歳の男性.
診断はどれか？

選択肢

❶心房細動　❷洞不全症候群　❸心房期外収縮　❹2：1房室ブロック
❺モビッツⅡ型2度房室ブロック

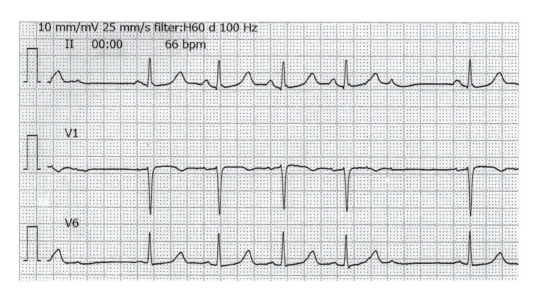

❸ ブロックされた心房期外収縮（2連発）

【基礎編】P.122 参照

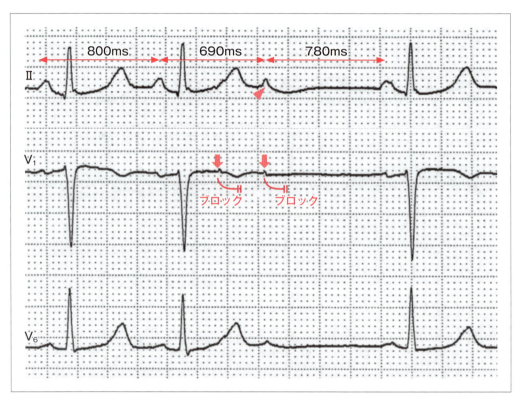

どこを見る? どう考える?

調律
- ◀のP波の後にQRSが脱落し，その前後のPQ（PR）にまったく変化がないので，一見するとモビッツⅡ型2度房室ブロックのように見える．でも，Ⅱ誘導で明らかに観察されるPP間をプロットしていくと数値がばらついている．何か変!?
- ◀で示すP波の形態が前後の洞調律時と異なる点に注目．そして，最後にV₁の⬇を見よう．P波と思われる波形が2つある．つまり，2連発の心房期外収縮（PAC）がいずれも房室結節でブロックされ，RR間隔が延長したことがわかる．

診断のコツ
- 房室ブロックという臨床診断は原則として心房が洞調律のときになされること，V₁はP波など心房の電位が最も見えやすい誘導だというコツを駆使できれば診断ができる．

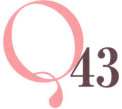 45歳の女性．
繰り返す突然の動悸を自覚して受診．
可能性のある頻脈はどれか？3つ選べ．

選択肢

❶房室回帰性頻拍　❷心房頻拍　❸房室結節回帰性頻拍　❹洞頻脈　❺心房粗動

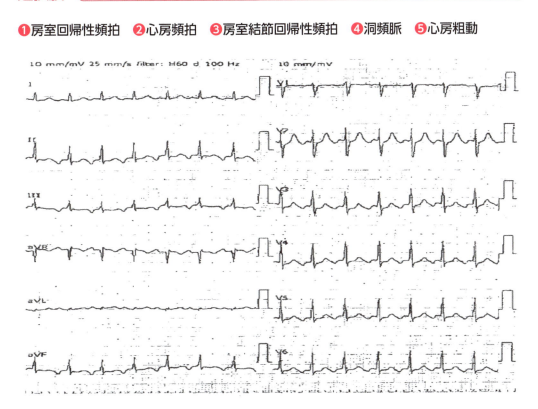

❶, ❷, ❸

【基礎編】P.146 参照

発作性上室頻拍，心房頻拍も心電図上は否定できない（電気生理学的検査で房室結節回帰性頻拍の逆回りと診断した）．

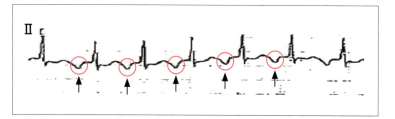

どこを見る？ どう考える？

- PとQRSは1：1で，RRの中央より後半に陰性P波が見える（○）．このような頻拍はlong RP' tachycardiaと総称され，心房頻拍，非通常型房室結節回帰性頻拍，伝導の遅い副伝導路を介した房室回帰性頻拍の可能性がある．頻度としては非通常型房室結節回帰性頻拍が最多．

総合的診断

- 心電図のみで心房頻拍，非通常型房室結節回帰性頻拍，伝導の遅い副伝導路を介した房室回帰性頻拍の鑑別は，完全には困難．ATP（アデノシン三リン酸）による房室ブロック誘導が鑑別と治療に有効．心房頻拍であれば房室伝導が遮断されても頻拍は持続し，P波のみの波形となる．房室結節回帰性頻拍または房室回帰性頻拍では，頻拍が停止する．
- この患者はATPで頻拍は停止し，その後の電気生理学的検査で非通常型房室結節回帰性頻拍（速伝路／遅伝導路）と診断され，カテーテルアブレーションにて頻拍発作は根治された．
- 選択肢④洞頻脈は，Ⅱ誘導でP波が陰性であることから，否定的である（通常の洞調律であればP波はかならず上向きになる）．⑤2：1房室伝導心房粗動であれば，300/分程度の粗動波（下壁誘導での鋸歯状波やV_1での陽性波）があるはずだが，○で囲ったP波とP波の間には心房波は認められないので否定的である．

国試

心電図異常を指摘され，受診した68歳の女性．特に症状はない．
診断はどれか？3つ選べ．

選択肢

❶房室接合部調律　❷洞機能不全　❸ WPW 症候群　❹異所性心房調律
❺完全右脚ブロック

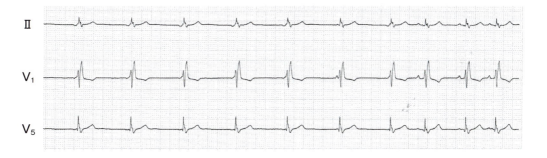

A 44 ❷, ❹, ❺
洞機能不全,異所性心房調律,完全右脚ブロック

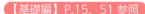【基礎編】P.15, 51 参照

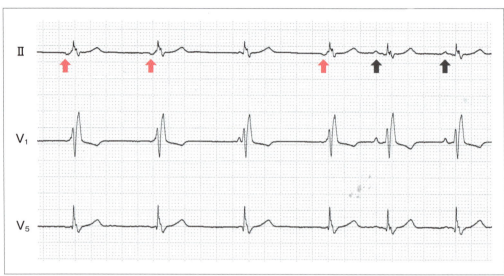

どこを見る? どう考える?

- よく見ると,少なくとも 2 種類の P 波がありそう.
- ↑で示す P 波を見てみよう.これを見逃すと,房室接合部調律と間違えてしまう.P 波は陰性で,異所性心房調律.房室結節に近いところから発生しているので,PQ が短くなっていると考えられる.デルタ波はなく,WPW 症候群ではない.
- ↑で示す P 波はⅡ・V_1・V_5 で上向きであり,これが本来の洞結節から発生した P 波だと思われる.洞機能が不良(洞結節の自動能が不安定)で,洞レートが遅くなったとき,それに代わって異所性 P 波が出現していると思われる.3 つ目の P 波は,↑と↑の癒合波形かもしれない.
- V_1 で rSR′ 型を示し,QRS 幅も 160ms と拡大しており,完全右脚ブロックも合併している.

経過

● この患者はまったく症状がなく,ホルター心電図でも顕著な徐脈やポーズはなかったので,無治療で経過観察されている.

62歳の男性.
50年前ごろから繰り返す動悸発作があり，多くは息こらえで停止していた．今回は動悸が持続するため外来を受診した．以下の心電図所見から最も可能性の高い診断はどれか？

選択肢

❶ 房室回帰性頻拍　❷ 心室頻拍　❸ 房室結節回帰性頻拍　❹ 洞頻脈　❺ 心房細動

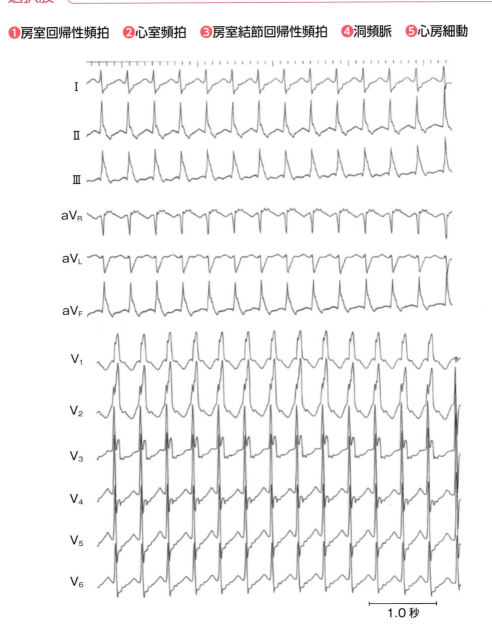

1.0秒

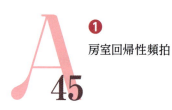

房室回帰性頻拍

【基礎編】P.149 参照

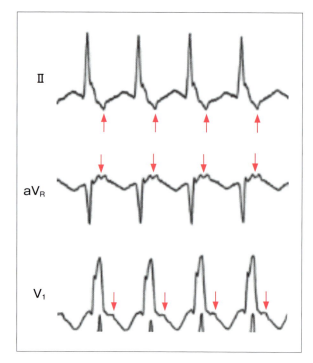

> **どこを見る？ どう考える？**
> ・よく見るとすべての QRS の後ろに P 波と思われるノッチを認める（↓↑）．特に II 誘導，aV$_R$ 誘導でノッチ（P 波）の位置は QRS の後に明瞭に観察され，房室回帰性頻拍の可能性が高いと思われる．

総合的診断

- 「200/分程度の wide QRS tachycardia」と考え，心室頻拍を第一に考えて行動するのは OK．でも，本当に心室頻拍？ 心室頻拍を示す証拠をよく探してみよう．
- すべての誘導ではっきりとした房室解離を示す所見は認めない．また前胸部誘導ですべてが RS 型ではなく，aV$_R$ 誘導でも QS 型．つまり，心室頻拍を示唆する証拠は認められない．となると，右脚ブロック型でもあり上室頻拍の変行伝導の可能性が高くなってくる．
- 選択肢②心室頻拍も否定はできない．まれに 1：1 の房室伝導がある心室頻拍では同様の所見を認める．ただし，息こらえで停止するという病歴は発作性上室頻拍を強く示唆する．選択肢③房室結節回帰性頻拍では P と QRS が同時に発生するので P 波は見えにくいのが通常であり，本症例には非典型的である．ただし，速伝導路（逆伝導）が少し遅いタイプは完全には否定できない．
- この患者は電気生理学的検査の結果，副伝導路が左後側壁に存在し，カテーテルアブレーションにて頻拍は根治された．

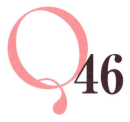

徐脈を訴えて来院した64歳の男性．
診断はどれか？ 2つ選べ．

選択肢

❶ 洞徐脈　❷ 心室期外収縮　❸ 心房期外収縮　❹ 1度房室ブロック　❺ 2：1房室ブロック

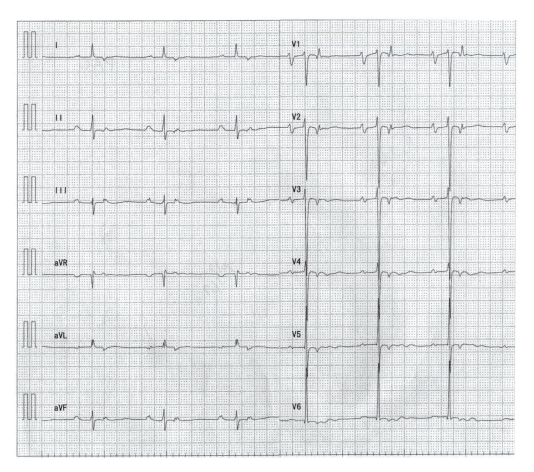

A46 ❸, ❹

ブロックされた心房期外収縮（2段脈），1度房室ブロック

【基礎編】P.27, 122 参照

どこを見る？ どう考える？

・Ⅱ誘導だけを見ると洞徐脈のようである．でも，V₁を見ると，T波にしては奇妙な波形（⬇）が見える．これは心房期外収縮（PAC）を示しており，洞調律と交互に発生している2段脈の状態．
・PACが房室結節でブロックされたため，心室は52/分の徐脈になっている．
・洞調律時，PQ（PR）は280msに延長しており，1度房室ブロックも認められる．房室伝導が不良であるため，PACの興奮が心室へ伝導できなかったものと考えられる．

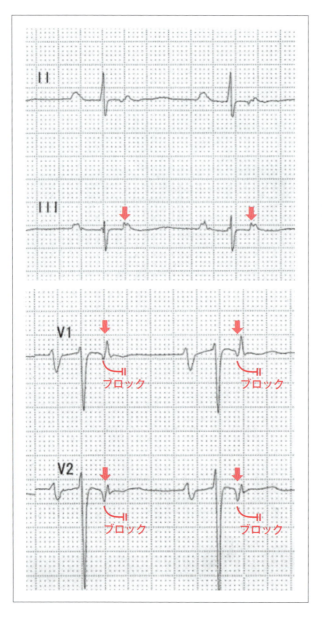

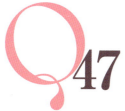

22歳の男性.
運動中に突然の頻脈を自覚.
心電図上の診断で可能性のあるものはどれか? 3つ選べ.

選択肢

❶心房細動　❷心房頻拍　❸発作性上室頻拍　❹心室頻拍　❺心室細動

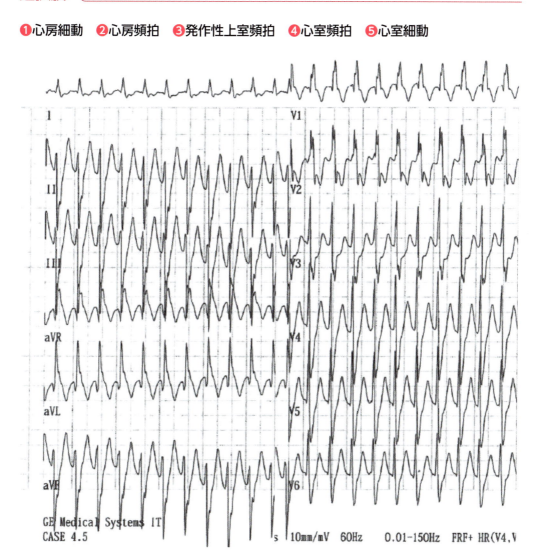

A47

❷, ❸, ❹
心房頻拍, 発作性上室頻拍, 心室頻拍

【基礎編】P.146, 153, 155 参照

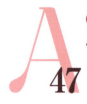

本患者の頻拍中

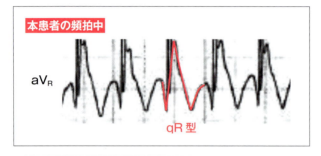

aV$_R$

qR 型

Vereckei アルゴリズム

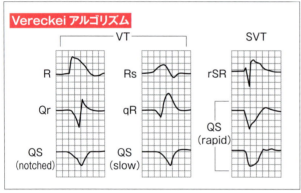

どこを見る? どう考える?

・wide QRS tachycardia であり可能性としては変行伝導を伴う上室頻拍か心室頻拍を考える．右脚ブロック型を呈し，はっきりとした房室解離もなく，上室頻拍の変行伝導の可能性は否定できない．心室頻拍を第一に考え，次いで上室頻拍変行伝導の可能性も念頭に置いておく．

総合的診断

- 心室頻拍と上室頻拍の変行伝導を鑑別する方法はいくつかあるが，aV$_R$ の形のみで判断する方法（Vereckei アルゴリズム）が簡便である．この症例の場合 qR 型であり，心室頻拍パターンとなる．
- 若い男性に合併する右脚ブロック型，上方軸の wide QRS 頻拍はベラパミル感受性左室起源心室頻拍の可能性がある．この患者もベラパミルの静注で頻拍は停止した．
- 選択肢①心房細動は，QRS が規則的であり否定的．⑤心室細動も，QRS の形が安定しており，否定される．

特別編 これがわかれば，あなたはプロフェッショナル！

失神を訴えて来院した84歳の男性．
↓のところで突然の心電図変化が認められる．
診断はどれか？ 2つ選べ．

選択肢

❶ 1度房室ブロック　❷ 心室頻拍の停止　❸ 間欠性左脚ブロック
❹ 間欠性WPW症候群　❺ 自然再灌流した急性心筋梗塞

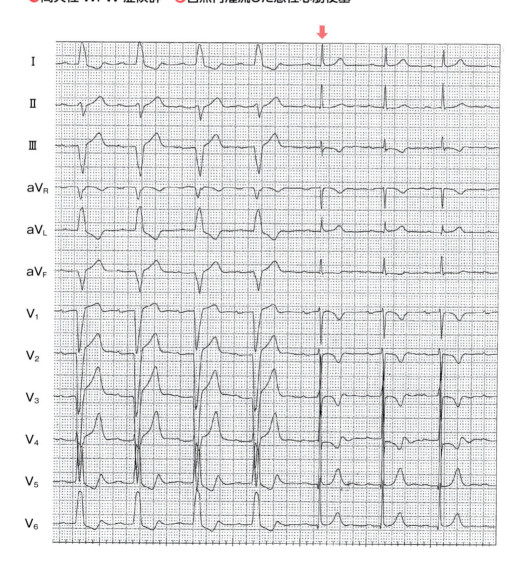

❶, ❸
1度房室ブロック, 間欠性左脚ブロック

【基礎編】P.27, 53 参照

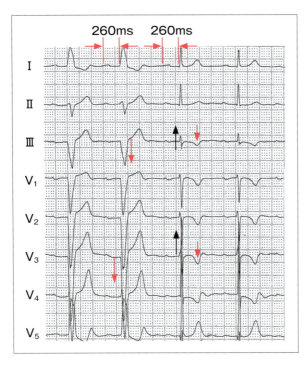

どこを見る? どう考える?

前半の心電図

- 心拍数は68/分, P波がQRSに先行しており, 洞調律. PQが260msで延長しており, 1度の房室ブロックがある. QRS幅は140msに延長し, V_1でQS型であり, 完全左脚ブロックと診断される. これらから心室頻拍, WPW症候群は否定的される.
- 完全左脚ブロックのときは心室伝導遅延の影響を受け, STがV_1-V_3で上昇, V_5・V_6で低下する. 心筋梗塞と間違えやすいので注意しよう.

どこを見る? どう考える?

後半の心電図

- 突然に左脚ブロックが改善し, QRSが正常化している. したがって, 間欠性左脚ブロックと診断される. QRSが正常化してもPQは延長しており, 1度房室ブロックは持続している.
- T波の異常が認められ, 虚血性の変化の可能性もあるが, これはメモリー現象で説明できる. 突然にQRSベクトルが下向きから上向きに変化すると, 変化後のT波が以前のQRSの方向に向かうという現象である. ⅢとV_3誘導では陰性だったQRSが突然陽性になり (↓→↑), そのときのT波が陰性になっている. T波が以前のQRSの方向 (↓) を覚えているかのようであり, メモリー現象と呼ばれる. 同様の現象は, 心室ペースメーカ調律中に自己脈が出現したときにも認められる. したがって, 心筋梗塞後の変化ではないと考えられる.

総合的診断と経過

- この患者はこの後, 完全房室ブロックに移行し, 恒久型ペースメーカの適応となった. 完全左脚ブロックと1度房室ブロックを認めるので, 病態としては3枝ブロックと同様 (左脚後肢+前枝ブロック+右脚伝導遅延) と考えてよい.

特別編 これがわかれば，あなたはプロフェッショナル！

心筋梗塞による心不全で入院していた 68 歳の男性．
CCU 入院中に失神発作を起こした．そのときのモニター
心電図を示す．
診断はどれか？

選択肢

❶心房頻拍　❷心房細動　❸心室頻拍　❹心室細動

中段と下段の倍率は上段の 2 倍になっている．心電図の下の波形は動脈圧モニターである．

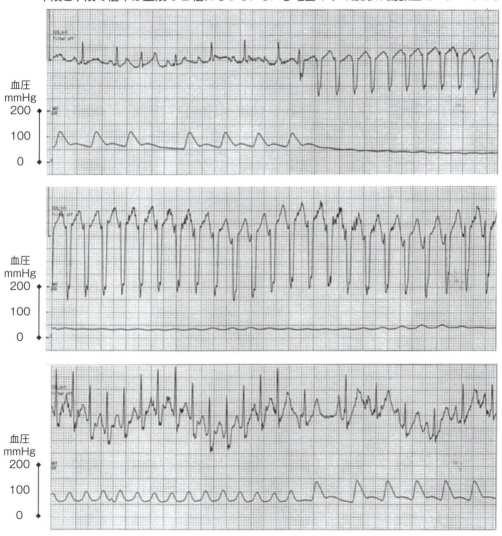

A49

① 変行伝導を伴う心房頻拍あるいは心房粗動の1：1房室伝導

【基礎編】P.141 参照

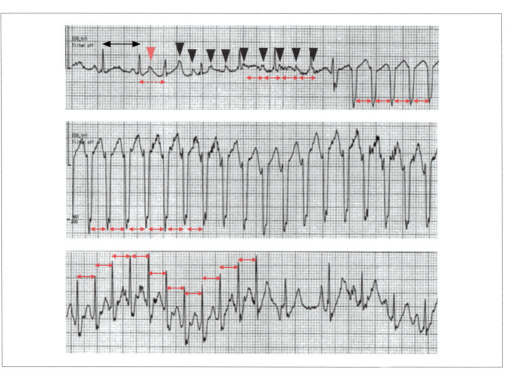

どこを見る？ どう考える？

不整脈解析のカギは発作の始まりにある

- 上段の左わずか2拍だが，矢印（◄►）で示すように洞調律が連続して認められる．3拍目のQRSは矢印（◄►）で示すようにRR間隔が短縮しており，心房期外収縮（PAC）が先行している（▼）．その後のRR間隔が短く，かつ不整になっているが，よく見ると▼で示すように速いレートで，比較的規則正しいP波が見える．その後，wide QRS頻拍になっているが，このときのRR間隔と▼で示すPP間隔がほとんど等しいことがわかる（上段と中段の◄►）．さらに下段ではwide QRSがnarrow QRSに変化しているが，このときのRR間隔もWide QRS時とほとんど同じ（下段の◄►）．
- つまり，この頻拍は心房頻拍あるいは心房粗動（レート230/分）が心室に1：1伝導し，初期には変行伝導が生じたことですべて説明できる．

総合的診断と経過

● 一時は心室頻拍と診断され，植込み型除細動器の適応も検討されたが，心房性の頻拍であることが判明し，β遮断薬の投与でその後，発作は抑制された．

特別編 これがわかれば、あなたはプロフェッショナル！

Q50

数時間続く動悸を訴えて来院した43歳の男性．失神はなく血行動態は安定している．
来院時の心電図を左に，電気ショックによる洞調律復帰後の心電図を右に示す．
本患者の心室頻拍の記述として正しいものはどれか？

選択肢

❶ 左室起源が示唆される　❷ 房室解離が明らかである　❸ 流出路起源が示唆される
❹ 右室の著明な拡大が示唆される　❺ aV_R 誘導のQRS形態は心室頻拍を示唆する

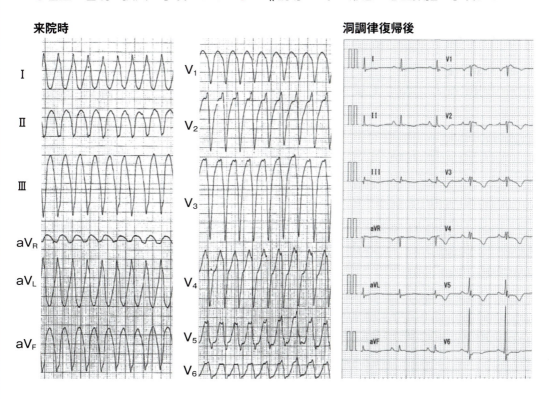

来院時　　　　　　　　　　　　　　　洞調律復帰後

A50 ❹

原疾患として不整脈源性右室心筋症（arrhythmogenic right ventricular cardiomyopathy；ARVC）が強く示唆される．

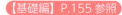
【基礎編】P.155 参照

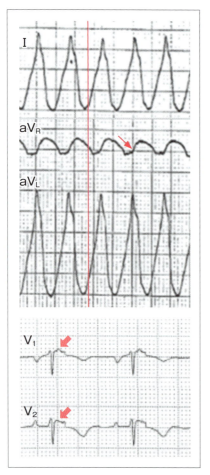

どこを見る？ どう考える？

- 心室頻拍時の QRS は上方軸，左脚ブロック型であり，起源は右室下壁と推定される．左室起源では右脚ブロック型，流出路起源では下方軸となる．
- Ⅰまたは aV_L 誘導から推定した QRS onset は赤線のタイミングと推定され（左図），aV_R は R 型でなく，QS 型であり，この所見のみで心室頻拍を積極的に診断することは不可能である．
- すべての誘導で P 波は明確に認められず，房室解離は不明である．
- 洞調律時には V_1-V_3 で rSr' 型の右脚ブロックパターンを呈し，拡大してみると V_1・V_2 の QRS の後にギザギザした ε（イプシロン）波が認められる（🖐）．これは右室の顕著な伝導遅延を示す所見である．また V_1-V_5 の T 波陰転化は右室拡大による変化と考えられる．

総合的診断

- 上記は ARVC に特徴的な心電図所見であり，心エコー図検査などで右室拡大が認められる（左下図）．
- 比較的若年で左脚ブロック型の持続性心室頻拍を認める，血行動態が保たれている場合は本疾患を考える．
- 本疾患では左室機能が保たれているため，頻拍中も血圧が維持されることが多い．心サルコイドーシスとの鑑別が重要である．

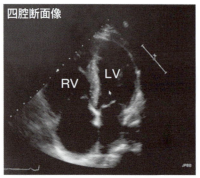

四腔断面像

INDEX

数字

1：1 房室伝導	98
1 度房室ブロック	10, 34, 80, 92, 96
2：1 房室伝導	32
2：1 房室ブロック	64
2 段脈	92
2 度房室ブロック	24, 30
2 連発	36, 84
3：1 の房室伝導	66
3 枝ブロック	10, 80

A~Z 記号

coved 型	22
Down slope ST	16
J 点の上昇	22
J 波	62
long RP' tachycardia	86
Osborn 波	62
PAC	84, 92, 98
PP 延長	8
PQ 延長	10, 30, 34, 70, 80, 92, 96
PVC	36, 38
qR 型	94
QS 型	14, 38, 56, 90, 96, 100
QT 延長	38, 52, 68, 72
q 波	2, 42
Q 波	2, 26, 46
R on T	38
RR 延長	8
rR' 型	10
Rsr' 型	36
rSr' 型	56, 100
rsR' 型	80
rSR' 型	88
rS 型	14
Rs 型	56
Rubenstein Ⅱ型	8
Rubenstein Ⅲ型	20
R 波増高不良	46, 56, 60
ST-T の低下	52
ST 上昇	2, 14, 18, 22, 28, 38, 40, 46, 50, 54, 96
ST 低下	18, 40, 42, 46, 50, 96
Type 1	22
T 波陰転化	100
T 波増高	14, 48
T 波の陰性化	52
Vereckei アルゴリズム	94
WPW 症候群	26, 44
ε 波	100

あ

移行帯	42, 56, 60
異常 Q 波	2, 26, 48
異所性 P 波	48, 88
異所性心房収縮	48
異所性心房調律	88
イプシロン波	100
陰性 P 波	48, 56, 72, 86, 88
陰性 T 波	2, 14, 16, 38, 42, 46, 56, 58, 68, 72
ウェンケバッハ型	24
右脚ブロック	10, 80, 88
右胸心	56
右軸偏位	42, 56
右室肥大	42
右房拡大	6
運動誘発性の右冠動脈スパスム	18

か

間欠性左脚ブロック……………………… 96
完全右脚ブロック………… 10, 64, 80, 88
完全左脚ブロック……………………… 96
完全房室ブロック………… 40, 50, 70, 72
偽性心室頻拍……………………………… 44
逆行性P波 ………… 12, 34, 36, 78, 82
急性右室心筋梗塞………………………… 40
急性下壁心筋梗塞…………………… 40, 50
急性心筋梗塞…… 2, 38, 40, 46, 50, 68
急性心膜炎………………………………… 28
急性前壁中隔心筋梗塞…………………… 46
急性側壁心筋梗塞………………………… 46
虚血性心疾患……………………………… 58
巨大陰性T波 …………………………… 68
筋電図……………………………………… 62
高カリウム血症…………………………… 48
高度房室ブロック………………………… 66

さ

左脚後枝ブロック………………………… 64
左脚前枝ブロック………………………… 80
左脚前枝ヘミブロック…………………… 10
左脚ブロック………………………… 14, 96
左軸偏位……………… 10, 54, 64, 68, 80
左室肥大…………………………………… 16
左房拡大…………………………………… 16
失神…… 3, 9, 20, 22, 29, 33, 47, 49,
　　　　　63, 65, 69, 72, 79, 95, 97
徐脈頻脈症候群…………………………… 20
心アミロイドーシス……………………… 60
心筋症……………………………………… 16
心サルコイドーシス……………………… 66
心室期外収縮………………………… 36, 38

心室細動…………………………………… 38
心室頻拍…………………… 4, 94, 100
心房期外収縮………………… 16, 84, 92, 98
心房細動…………………………… 20, 44, 74
心房粗動…………………………………… 32, 98
心房頻拍…………………… 74, 76, 86, 94, 98
ストレイン型……………………… 2, 16, 42
スパスム…………………………………… 18
接合部期外収縮…………………………… 82
前壁中隔急性心筋梗塞…………………… 38
側壁心筋梗塞………………………… 2, 46

た　な

高いP波 ………………………………… 6
高いR波 …………………………… 42, 56
多源性……………………………………… 36
たこつぼ型心筋症…………………… 54, 68
低カリウム血症…………………………… 52
低体温症…………………………………… 62
低電位……………………………………… 60
デルタ波…………………………… 26, 44
テント状T波 …………………………… 48
洞機能不全…………………………… 78, 88
洞停止………………………… 8, 20, 34
洞不全症候群………………… 8, 20, 34
トルサードドポアント…………………… 72
ノッチ……………………………… 78, 90

は　ま

肺高血圧…………………………… 6, 42
肺動脈性肺高血圧症……………………… 42
非ST上昇型心筋梗塞…………………… 58
肥大型心筋症……………………………… 16
深いS波 …………………………… 10, 42

INDEX

不完全右脚ブロック ……………………… 36
不整脈源性右室心筋症 …………………… 100
ブルガダ症候群 …………………………… 22
ブロックされた心房期外収縮 ………… 84, 92
変行伝導 …………………………………… 98
房室回帰性頻拍 ………………………… 12, 90
房室結節回帰性頻拍 ……………………… 86
房室接合部調律 ………………………… 48, 78
補充調律 …………………………… 34, 50, 72
発作性上室頻拍 …………………… 12, 86, 94
モビッツⅡ型 ……………………………… 30

編集・執筆者一覧

❖ 編集

近畿大学医学部循環器内科（心臓血管センター）教授　　栗田 隆志

❖ 執筆

近畿大学医学部循環器内科

教　　授	栗田 隆志（くりた たかし）
講　　師	安岡 良文（やすおか りょうぶん）
元 講 師	橋口 直貴（はしぐち なおたか）
助　　教	丸山 将広（まるやま まさひろ）
助　　教	小竹 康仁（こたけ やすひと）
助　　教	永野 兼也（ながの ともや）

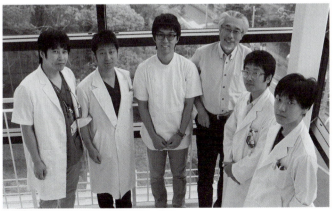

左から丸山, 小竹, 橋口, 栗田, 安岡, 永野

● 編著者紹介

栗田 隆志（くりた たかし）　近畿大学医学部循環器内科（心臓血管センター）教授

■略歴
1984年3月	福岡大学医学部卒
1986年5月	国立循環器病センター心臓内科レジデント
1989年5月	国立循環器病センター内科心臓部門
2000年4月	秋田大学医学部非常勤講師（併任）
2000年9月	医学博士取得（福岡大学医学部）
2002年4月	国立循環器病センター内科心臓部門医長
2006年4月	兵庫医科大学 臨床実習教授（併任）
2009年1月	近畿大学医学部循環器内科准教授
2012年4月〜	近畿大学医学部循環器内科（心臓血管センター）教授

■資格
日本循環器学会循環器専門医，日本内科学会認定医，医学博士，日本不整脈心電学会不整脈専門医，植込み型除細動器／ペーシングによる心不全治療研修終了証

■専門分野
臨床不整脈（カテーテルアブレーション，植込み型除細動器，心臓再同期療法）

謝辞

たくさんの方々からの熱い応援とご支援がなければ，寺子屋心電図（近大医学部で毎週行う心電図勉強会）を長年続けることも，この本を書くこともできませんでした．この場を借りて心から感謝申し上げます．本当にありがとうございました！

特に感謝申し上げたい方々
近畿大学医学部循環器内科主任教授／大阪府済生会富田林病院院長　宮崎俊一 先生
大阪府済生会富田林病院循環器内科部長　谷口 貢 先生
近畿大学医学部循環器内科秘書 麻植静枝様
近畿大学医学部附属病院 臨床検査技師の皆様
寺子屋心電図に参加してくれた研修医と医学部学生さんたち

寺子屋心電図をサポートしてくれた製薬会社
　　アステラス製薬株式会社
　　MSD株式会社
　　第一三共株式会社
　　帝人ファーマ株式会社
　　トーアエイヨー株式会社
　　バイエル薬品株式会社
　　ブリストル・マイヤーズ スクイブ株式会社

12誘導心電図よみ方マスター トレーニング編
—厳選50問に繰り返しチャレンジ！

2018年5月10日発行　第1版第1刷
2025年5月10日発行　第1版第8刷

　編　著　栗田　隆志
　発行者　長谷川　翔
　発行所　株式会社メディカ出版
　　　　　〒532-8588
　　　　　大阪市淀川区宮原3-4-30
　　　　　ニッセイ新大阪ビル16F
　　　　　https://www.medica.co.jp/
　編集担当　鈴木陽子
　装　幀　萩原　明
　本文イラスト　ホンマヨウヘイ／K's Design
　組　版　株式会社明昌堂
　印刷・製本　株式会社シナノ パブリッシング プレス

© Takashi KURITA, 2018

本書の複製権・翻訳権・翻案権・上映権・譲渡権・公衆送信権（送信可能化権を含む）は、(株)メディカ出版が保有します。

ISBN978-4-8404-6525-0　　　　　　　　　　　　　　Printed and bound in Japan

当社出版物に関する各種お問い合わせ先（受付時間：平日9：00～17：00）
　●編集内容については、編集局 06-6398-5048
　●ご注文・不良品（乱丁・落丁）については、お客様センター 0120-276-115